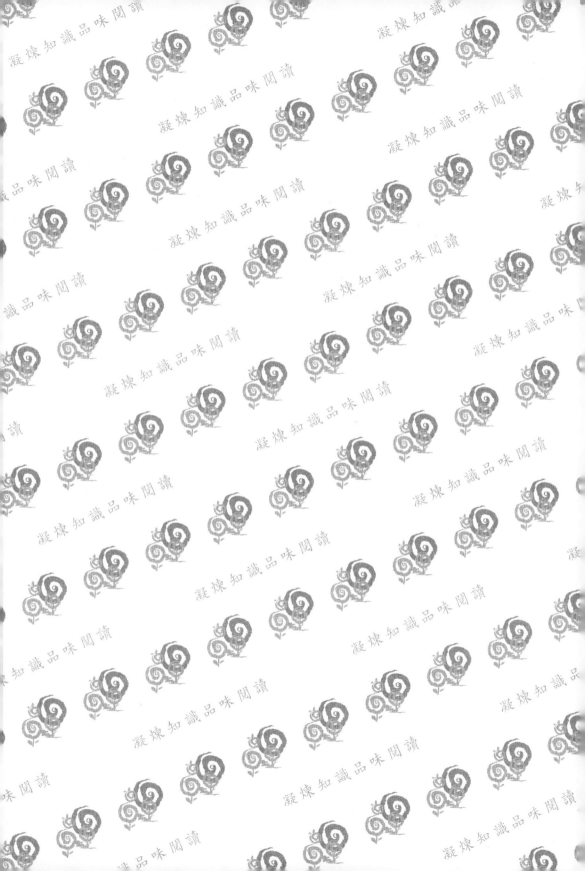

地方創生下的老後生活
共生社區照顧模式的八大關鍵策略

梁鎧麟 詹弘廷 著

五南圖書出版公司 印行

前言

　　還記得十多年前，高齡議題開始在臺灣形成一股浪潮，坊間的書店有許多談論高齡商機議題的書籍，還有許多是在談論人生需要存夠多少錢才能夠退休，許多以資本主義與市場經濟的思維，在看待未來的老後生活。2016 年，長照 2.0 推動了，大家似乎覺得有了長照 2.0，好像高齡問題就能夠迎刃而解，但細究長照政策，終究只是關注在失能失智的照顧人口群體上，距離老後的理想生活似乎還有很長的一段距離。對於臺灣快速老化與城鄉人口分布不均的結構樣態，到底什麼是適合臺灣老人的老後生活，似乎很少被提及，只是不斷的追尋國外的照顧經驗，希望能夠複製到臺灣各地，建立一個看似理想的老後生活。

　　不同國家社會有不同的政治、社會、民族、文化脈絡，公共政策發展至今，很少看到一個政策拿到不同社會文化背景的地區，能夠被完整美好的複製；如何兼顧政策推動所欲解決的核心問題，在不同社會文化背景下，運用在地的政策工具，發展出具備在地特色的模式，是政策學習的核心關鍵。因此，如何對於國外的照顧模式與方法進行抽絲剝繭，找出其推動的核心工作方法與關鍵，是本書想要去傳達的重要關鍵。國外案例的學習不是僅在案例經驗的學習，而是如何學習案例的操作方法，再將操作方法搬回國內進行操作發展，這樣才能夠找到適合我國在地本土化的照顧模式。

　　在閱讀本書的各章節之前，必須要先跳脫傳統從市場經濟的思考角度，要有更多元且不同於以往的閱讀邏輯，畢竟共生社區是一個嶄新的社會創新模式，如果持續在既有的框架中來思考閱讀，不利於我們針對現狀問題去做進一步的想像與新模式的創新發展。在本書內文中，不外乎扣緊以下幾個概念，包含：「社會經濟」、「社會設計」、「參與式設計」、「社會創新」等概念，雖然這些概念近年來常被提起，但在社會福利的照顧場域中如何實踐，卻是一件需要進一步研究探討的地方，畢竟過去這些概念多數被用在商品設計或是商業模式的發展上。

　　我很榮幸在任教的國立暨南國際大學的支持下，讓我不僅僅是彙整國外的共生社區發展經驗而已，而是能夠在學校的多個計畫支持下，將國外發展的操作模式，在臺灣本土的場域中進行實作的實驗，並逐步彙整出本書的內文架構，提供讀者們理解共生社區在臺灣本土實踐的策略與指南。從 2017 年開始，感謝校內「科技部人文創新與社會實踐研究計畫」兩期計畫、「教育部大學社會責任實踐計畫」一期計畫的支持下，讓我能夠與埔里基督教醫院、財團法人愚人之友社會福利慈善事業基金會，共同來實踐與實作臺灣本土化的共生社區照顧模式，並建構起屬於臺灣本土共生社區的模式，並彙整出本書的「八大關鍵策略」。

　　本書不僅是國外經驗的推動模式分析彙整，更多的部分會聚焦在我自己帶領團隊，將國外操作模式用於臺灣本土實踐的過程經驗，希望透過這些親身操作的經驗分析與彙整，找出要在臺灣社會文化背景中實踐的共生社區操作模式。因為我本身是一個社會經濟學的信奉者與實踐者，我堅信老後的社會要變得更好，不只不同國家有不同的發展模式，就連在臺灣各地，也可能會有不同的發展模式，因為社會經濟學或者說共生社區模式，強調的是「連結在地資源解決在地需求」，正是因為這個概念，每個地區的需求跟資源都不相同，所以怎麼會有相同的模式出現？

　　因此我們要追尋的是「如何可能？」，如何讓每個地方都可能有共生社區的模式出現，發展出解決在地需求的獨特照顧模式。所以在本書的內容安排上，除了說明未來高齡社會可能產生的服務人口群體轉變外，也希望多一點從我本身的實作經驗與國外發展的模式中，介紹推動共生社區的八個關鍵策略，期待能夠將操作方法持續擴散給有志投入共生社區的大家，期待臺灣各地都能夠有理想的共生社區照顧模式出現，大家串聯建立一個「可實踐的烏托邦老後生活」！

目　錄

第一章

為什麼需要共生社區照顧模式

　　每個人對於自己老後的生活都有一個美好的藍圖，但是礙於每個人在老後生活階段，能夠使用的資源程度不同，也進而影響每個人對於老後生活的想像。除了每個人所擁有的資源，會影響其老後的生活狀態外，生理健康程度也同樣影響每個人在老後能夠生活的選擇。

　　正因為在社會中的每個人，都有不同的生活樣態，讓我們很難在社會中推行一致性的政策，來照顧社會中的每一個高齡者。雖然政府因應高齡社會的來臨，積極推動長期照顧政策，從 2007 年的長照 1.0，到 2016 年的長照 2.0 政策，都可以看到政府積極透過政策介入的方式，希望確保每個在社會中生活的長輩，能夠避免落入孤老殘窮，無人照顧的窘境。

　　然而政府推出許多針對高齡社會的照顧政策，但因為各地區所擁有的資源基礎不同，加上城鄉間的差距，也導致不同地區高齡者所需的服務項目會有所差異。同時，囿於政府推動政策時，僅能針對大多數高齡者的基本需求進行滿足，很難針對各個不同區域的高齡者需求，設計個殊化的政策服務項目，這也導致許多地域型的非營利組織或社區組織，為了滿足在地高齡者的個殊化服務需求，而需要透過組織自身的資源開發與連結能力，來媒合在地資源以滿足高齡者的個殊化需求，而這樣的在地服務資源網絡的建構，也正是近年因應高齡社會所被提倡的「共生社區照顧模式」。

　　「共生社區照顧模式」的核心理念就是「在地組織連結在地資源，發展在地服務來解決在地民眾的需求」，這樣的照顧模式是鑲嵌在地方的社會脈絡之中，也是根基於地方的資源網絡系統中。因此，共生社區照顧模式在每一個區域一定都會有不一樣的樣貌，因為每個地方的需求與資源網絡不同，所以很難將一個成功的共生社區照顧模式完全複製到其他地方。但是，共生社區照顧模式卻能夠依循一定的工作方法，讓不同區域的推動組織，遵循著一定的工作方法，發展出解決在地需求與問題的照顧模式。

　　在本書中，筆者希望能夠藉由自身參與推動臺灣本土化共生社區的行動經驗，並觀察德國與日本的推動經驗中，彙整推動共生社區照顧模式的八大關鍵策略，希望能夠提供對於在地老化有興趣的讀者，進一步理解如何運用工作方法，連結在地資源建構起屬於自己生活區域中的共生社區照顧模式。

第一節 老了一定要被照顧嗎？

一 需要被照顧後的開銷

　　每個人對於退休後或是老了以後，都有自己理想的老後生活情況，能夠健康的度過晚年生活，或是老年生活能夠過得有品質，都是大家所期待的老後生活樣態。過去坊間有許多出版品，告訴大家要存夠 1000 萬元、2000 萬元才能夠退休，否則就別想要有好的退休生活，但認真回過頭來思考，一輩子都領固定薪水過生活的人，如何在退休時能夠存到 1000 萬元、2000 萬元呢？難道存不到這些數字就真的不要退休了嗎？老後生活就完全無望嗎？

　　其實認真想一下，老後生活如果能夠過得健康、自在、快樂，真的需要花到很多錢，才能夠維持好的生活品質嗎？其實老後生活真正需要花到錢的地方，是在落入失能與失智的被照顧狀態下，才會造成家庭及個人龐大的經濟負擔。在現行的臺灣社會中，如果家中遇到需要被長期照顧的長輩時，通常臺灣社會的家庭，優先選擇會是找一位外籍移工，到家裡面來協助分擔照顧的工作；又或者，長輩的失能程度太高，需要高度仰賴照護器材，那就會選擇送往長照機構進行照顧。

　　無論是聘請外籍移工，或是送往長照機構接受照顧，依據現行的照顧支出成本來計算，一位失能長輩所需要的照顧成本，約落在每個月 4 萬元左右的開銷（外籍移工每月薪資＋被照顧者的醫療耗材；或是長照機構每月費用＋被照顧者的醫療耗材）。如果再進一步根據行政院主計總處的計算，2016 年時國人平均「不健康之存活年數」約為 8.8 年[1]，我們做簡單的數學計算，如果家中有一位需要被照顧的長輩，那對於一個家庭來說，需要花費的照顧成本就是「4 萬元／月 ×12 個月 ×8.8 年＝ 422.4 萬元」。

　　如果一位長輩在退休時很幸運地存夠了 1000 萬元，但不幸落入到失能與失智的狀態時，可能有將近一半的費用需要花費在照顧他自己身上，

---

[1] 參考自好險網 2019/08/26 報導「主計處：國人失能『臥床時間』平均 8.8 年」，網址：https://www.phew.tw/article/cont/phewpoint/current/topic/7334/201908267334。

所以老後生活維持健康是很重要的一件事情，不僅能夠降低家庭的照顧負擔，同時也能夠為家庭開銷降低不少負擔。

但反過來思考，如果你／妳沒有把握在退休時賺到 500 萬元以上，那就請維持健康的生理狀況，否則老後的生活就會面臨到困難的窘境當中，失能需要被照顧後，僅能依賴社會救助或是社會保險來滿足低度的被照顧需求，是無法有好的老後生活品質。

二 老後被照顧是常態嗎？

65 歲是聯合國與《老人福利法》所定義的高齡者，但真的進入 65 歲之後，就馬上進入躺在床上需要被照顧的狀態嗎？相信大家對於這個問句的答案都是否定的，不是每個人進入 65 歲的那一天就會馬上落入失能需要被照顧的狀態，大部分的人在老年期的前期都還是能夠健康生活，有生活自理能力的度過一段老年期的人生。既然如此，我們就更應該思考的是如何延緩長輩進入老年期後，落入失能需要被照顧的時間，這樣就可以持續讓長輩有良好生活品質的老後生活。

根據衛生福利部 2016 年推出「長期照顧 2.0」政策計畫時，於政策中就載明，在長照 1.0 政策推動的 10 年過程中，因為失能與失智而需要接受長照服務的 65 歲以上人口，僅是所有 65 歲以上人口的 12.7%；換句話說，進入 65 歲以後的老年期生活時，其實只有 12.7% 有使用到政府的長照服務。當然，我們可以去挑戰說因為長照 1.0 不好用，所以很多人家中有失能與失智長輩時，會優先選擇聘用外籍移工，而不是選擇長照服務，這也是臺灣社會面臨家中有人需要被照顧時，可能的優先選擇。

除了長照政策使用者比例的數字以外，我們再從陳柏琪等學者於 2020 年 12 月的研究論文中，可以看到 2015 年臺灣的失智與失能人口占高齡人口的比例為 24.09%；然而，隨著高齡人口的快速增加，2021 年失智與失能人口占高齡人口的比例則是降為 20.7%。

表 1-1　臺灣高齡人口失能比例推估表

項目 ＼ 年	2015 年	2021 年	2031 年	2041 年	2051 年
高齡人口數	2,938,579	3,974,914	5,636,571	6,536,335	6,916,399
失智失能人口數	707,774	822,678	1,081,102	1,385,679	1,520,598
失智失能人口數占高齡人口比例	24.09%	20.7%	19.18%	21.2%	22%
65 歲以上在地老化服務人口	317,329	398,640	586,588	798,698	899,812
65 歲以上在地老化服務人口占高齡人口比例	10.8%	10.03%	10.41%	12.22%	13.01%

資料來源：陳柏琪等，2020：540-541。

　　從上表的推估模型數字中，可以看到雖然高齡人口數快速增加，但也沒有因為高齡人口數的快速增加，而導致臺灣整體的失智與失能人口數的比例快速提升，這樣的數字告訴我們，「高齡人口越多，失智與失能的比例就會越高」的既有概念是錯誤的。的確失智與失能人口數會隨著高齡人口數的增加而增加，但是比例上來說卻不會因此而提升，代表多數的高齡者於老年期的階段，仍然是有能力以健康或亞健康的生理狀態，來度過老年期的生活期間。

　　另外，從推估模型中也可以看到一項趨勢，也就是需要在地老化服務的人口比例，僅占所有高齡人口比例的一成左右，這類的人口主要就是需要政府的長照服務，但是失能程度又沒有高到需要進到機構內接受照顧，而是可以依賴社區端的照顧服務，來滿足其照顧需求的群體，也就是在社區內屬於輕度失能的高齡人口群體。

　　從陳柏琪等學者的推估模型中，可以很明確地告訴我們，未來雖然臺灣邁入高齡化社會，但是失智與失能人口的比例在高齡人口中仍是較低的，多數的高齡人口仍然是以健康、亞健康的生理狀態度過其高齡階段的人生，而這樣的生活型態，也讓未來臺灣的高齡人口能夠儘量的留在社區中老化，實踐在地老化的高齡社會目標。

第二節　爲什麼只有長照是不夠的

2021 年我國的長照預算經費總共編列了 491.7 億元，預計在 2023 年將要高達 600 億元的規模。這些上百億元的預算只有花費在使用長照服務對象的給付上，也就是被長照政策所匡列的失智與失能者，雖然從表 1-1 看到失智與失能比例並沒有隨著高齡人口增加而增加，但也因為高齡人口的快速增加，失智與失能人口數也是隨之攀升，只是因為我國的醫療水準進步，加上國人健康意識日漸高漲，才會讓失智與失能比例沒有隨著高齡人口增加而攀升。因此，失智與失能人口數未來將會隨著高齡人口數的增加而增加，同樣也意味著未來長照政策的經費支出，也將會隨著失智與失能人口數的增加而增加。

然而，從過往的失智與失能人口統計數據，加上未來的模型推估中，同樣也可以發現未來臺灣的高齡人口中，除了有一群需要長照服務的失智與失能人口外，同樣也存在著另外一群，甚至是更大的一群健康與亞健康的高齡人口，而這群高齡人口需要的並不是長照服務，而是每日生活在自家或是社區內的生活照顧服務，以及預防這群高齡者落入被照顧群體及延緩失能照護服務。

活躍老化、健康老化、在地老化一直是我國政府因應高齡社會的重要政策目標，希望透過各項政策引導，讓高齡者能夠走出家中多多參與社會公共事務，降低高齡者群體失能的風險，進而減低未來政府在失智與失能群體上的財政支出。許多研究也證實，中高齡者若是積極投入健康促進、樂齡學習、社會參與的各項課程活動中，能夠有效降低此類群體進入被照顧的機率，甚至在進入失智與失能階段時，也能有效減短這類群體的「不健康之存活年數」。而這樣的積極性預防老化的作法，不僅能夠降低政府的財政支出，同時也能夠減低高齡者家庭需要長期負擔照顧的成本與精神壓力。

因此，對於未來的高齡社會議題，筆者認為除了健全長照服務體系的資源分布外，另外需要積極關注的就是另外一個健康、亞健康高齡群體的生活照顧服務，唯有積極透過各項生活照顧的介入，才能夠延緩與降低這類群體進入被照顧的風險。但也因為這類的服務模式，並非政府長照政策

所給付的項目，這也讓許多關注高齡議題的組織對於如何推動延緩老化的服務，總是感到興致缺缺。

但我們回過頭來思考，難道每個人真的都期待老後的生活要被長期照顧嗎？如果我們自己都不期待過這樣的生活，那是否應該要積極的思考如何才能夠讓自己的老後生活有機會過得更好，甚至更有品質的度過自己的老後生活。

近年我們也看到臺灣許多民間組織，因為長期投身在照顧服務的領域中，發現高齡社會中不能只有長照服務的項目，而是需要重新關注高齡者的生活需求，積極發展出各項因應高齡社會所需要的創新服務，如：弘道老人福利基金會「仙角百老匯」、曉明基金會「曉明甘丹數位學院」、愚人之友基金會「厚熊笑狗長照創新體系」、《天下雜誌》「50 Plus」等，由民間所發起的行動方案，都是希望大家在關注高齡社會議題時，能夠有更多元創新的想像與思考，不要只侷限在老後生活只有長照服務的思維框架下。

另外，也有許多青年團隊，透過社會創新創業的模式，發展因應高齡社會議題，所可能提供的各項服務，以商業模式來作為發展服務的主題，也提供青銀共創的更多可能性。如：玖樓位在新北市三峽的「青銀共居」計畫、銀享全球於全臺各地推動的高齡社會倡議教育課程、5% Design Action 的社會設計平臺、眾社企的友善高齡無障礙空間計畫等。

從各界民間組織所投入的高齡議題面向中，可以發現高齡社會下不只有長照服務而已，如果透過「社會設計」的思維，可以發現在高齡社會下會存在許多高齡者於社區生活中所面臨的問題，如何運用社會資源來進行解決問題的設計，都是高齡社會下所可能產生的創新服務模式。從許多民間組織所推動的議題與面向，也很明白的告訴我們，高齡社會下只有長照服務是不夠的，我們所需要的是把「社會設計」的思維帶入不同世代的群體中，讓更多組織與民眾帶著社會設計的思維來發現問題，並且運用在地資源來發展解決問題的服務，形成一個根基於在地資源的社會設計服務，而這也正是「共生社區照顧模式」的核心價值。

第三節　現在的社區照顧服務是不夠的

如表 1-1 的推估模型所預測，臺灣未來的 30 年內，約會有 10-13%的長輩，是期待於社區內在地老化，政府在 2016 年的長照 2.0 政策中，也積極以政策工具引導各地的社區組織，成立巷弄長照站的服務，希望於社區內就近提供社區長輩所需的照顧服務，也期待社區組織能夠成為我國長照服務的重要資源之一。

綜觀現行的巷弄長照站服務，主要是延續過去的社區照顧關懷據點，透過健康促進課程、關懷問安、供餐等服務來滿足社區長輩於社區內生活的基本需求，並透過健康促進、預防及延緩失能的課程，來延緩社區內長輩的生理健康，透過在地老化的服務提供，降低長輩未來可能因為生理問題而進入失智與失能需要被照顧的時間。

而在社區內所提供的長輩照顧服務，僅只於前述巷弄長照站政策所提供的服務是不足夠的，筆者自 2018 年起走訪臺灣各地社區的過程中，發現社區組織對於滿足在地長輩生活照顧服務需求的期待是大的，許多社區組織透過連結在地非醫療、非社福的資源，在社區內因應長輩所期望的老後生活，發展出各項跨產業間的連結，建構出獨特的社區照顧模式。

社區是每一位長輩生活的最小區域單元，也因為政府許多政策是進到社區內提供服務，這也讓臺灣許多區域的社區組織因此而變得發展蓬勃，往往以期待自己社區的生活環境能夠變得更好的願景，積極連結社區民眾與各項資源，來滿足社區內部各項的福利照顧需求，透過社區自己發展產業化的過程，來賺取社區本身所需要的資金，投入在社區的各項福利照顧項目上，最典型的就屬彰化縣埔鹽鄉的大有社區，社區將產業轉型成立社會企業公司，以金碳稻為其社會企業主要的商品，並推動長者為師的代間教育計畫，充分將長輩的活躍老化與社會參與，運用在社區的發展面向中，提升社區長輩在社區公共事務的角色，創造每一位社區長輩的自我價值。

位在臺南市中西區巷子內的銀同社區，因為社區內有幾間咖啡店、工作室與設計小店，而吸引許多年輕人駐足在社區內體驗社區的文化深度。因為銀同社區是府城發展最早的區域之一，社區內具有豐富的深度文化內

涵，同時社區內的居民有 25% 是 65 歲以上的高齡者，社區便將老文化與長輩做結合，透過長輩的自身經驗化身為社區的「大寶貝導覽員」，成為社區推動深度文化旅遊與青銀共創很重要的角色。

位在南投埔里鎮的菩提長青村，則是臺灣最早推動青銀混居的社區，從 921 地震後以臨時安置老人為主的社區型態，轉變為現在以青銀混居為主的社區型態。菩提長青村強調老有所用、夠用就好的價值，以社會經濟的模式作為社區運作的方式，透過社區產業如豆腐工坊、麵包工坊、外匯團餐的方式，讓社區長輩與年輕人共同參與在社區產業中，一同賺取社區內照顧弱勢長輩所需的各項開銷，成為青銀混居自給自足的社區生活型態。

同樣位在南投的中興新村，早期是臺灣省政府的所在地，凍省之後中興新村的宿舍區依舊保留原有眷村的風貌，社區內依舊居住許多省府的退休老員工或眷屬。2017 年由南投在地的青年團隊，向國發會承租了一批閒置的宿舍空間，開始連結許多青年團隊進駐中興新村，成為活化中興新村很重要的一股活力。而這群進駐中興新村開店的年輕人，雖然是要做生意，但同時也肩負起陪伴舊宿舍區內長輩的工作，將自己的產業與社區長輩的活動相互結合，透過市集與活動的辦理，串接起青年世代與長輩間的連結與交流，讓青年創業進駐也成為陪伴社區長輩的一種型態。

從前面幾個社區推動高齡照顧服務的例子中，會發現對於社區來說，照顧長輩的工作不僅止於巷弄長照站這類型的照顧服務而已，而是能夠找出社區及社區長輩所擁有的資產與資源，將這些資產與資源與社區的活動、產業進行連結，充分讓社區長輩活絡的參與在社區的各項公共事務中，甚至成為社區年輕世代創業或是學習的對象。而這樣的社區照顧服務不只是在長輩的基本需求滿足而已，而是希望能夠進一步的擴展到長輩的心理與社會層次的滿足，豐富長輩在社區內生活的價值，讓長輩的老後生活過得更有意義。

對於許多退休後的高齡者來說，能夠快樂、沒有壓力的繼續投入在公共領域中，是一件快樂的事情，也會因為這些參與的過程，讓長輩從過程中獲得生理、心理與社會不同層次的幸福感，這也是許多社區朝向追求更多元的照顧服務的主要原因，因為每個生活在社區內的民眾，也都期待自己的老後生活能夠過得快樂，而且多元、豐富。因此，社區的照顧服務，

不只是生理的照顧服務，而是要開始思考，如何連結在地資源、組織，共同發展屬於社區特色的多元照顧服務模式，這正是「共生社區照顧模式」所期待建構的在地化高齡照顧模式。

第四節　地方創生下的高齡照顧新可能

2019 年是臺灣推動地方創生政策的元年，學習日本推動地方創生政策的精神，希望藉由政策的引導，來促使臺灣偏鄉地區的鄉鎮區，能夠開始積極思考鄉鎮區未來的發展可能，進而舒緩鄉鎮區人口快速外流與高度老化的問題。而地方創生雖然看似是政府的一項重要政策，但筆者認為地方創生期待鄉鎮區公所思考的議題，確實是希望鄉鎮區公所能夠趁著這一波政策引導下，好好思考鄉鎮區內的各項社會議題，而非僅是跟著全國的大潮流，來作為鄉鎮區的發展方向。

綜觀我國地方創生政策中，期待鄉鎮區公所運用的發展策略，最重要的莫過於「找尋地方發展 DNA」、「社會參與凝聚共識」、「企業投資」、「科技導入」、「發展地域品牌」等幾項重要的策略方向。仔細進一步的思考，確實會發現鄉鎮區公所在過去的幾十年發展過程中，缺少了各個鄉鎮區公所自己的發展特色與願景，這也是為什麼地方創生政策會期待鄉鎮區公所，能夠真正的開始去找尋自己鄉鎮區發展可能的特色，再進而作為鄉鎮區未來可能發展的願景，否則全臺各鄉鎮區過度的單一化發展後，可能會加速鄉鎮區消滅的可能性。

仔細思考過去臺灣各地方政府的發展政策，都是有樣學樣，別的鄉鎮區公所在辦農產品小姐選美比賽，我們鄉鎮區公所也要辦一個；別的鄉鎮區公所在興建農特產館，我們鄉鎮區公所也要蓋一個。在一窩蜂的學習浪潮下，鄉鎮區公所的地方治理願景變得毫無特色，也讓臺灣各地區充滿著很多令人覺得無趣的活動與場館。然而，各鄉鎮區卻都忽略了自己鄉鎮區公所本身的特色，每個鄉鎮區都有自己主要的農產資源、生態資源、人文歷史、地理風貌等，鄉鎮區如何運用這些獨具特色的鄉鎮區資源，來發展屬於自己鄉鎮區的地方治理願景，是各鄉鎮區內關心地方發展的組織或團體所需要關注的。同樣的，在臺灣的社區工作中，也有同樣的情形在發

生，別的社區在做小旅行，我們社區就跟著做小旅行；別的社區在發展社區廚房，我們社區也要趕緊做一個。社區的發展同樣也在這樣的思維浪潮下，讓臺灣的社區工作逐漸消失社區的特色，沒有特色自然社區的福利服務發展也就很難有符合社區需求的特色發展。

其次，在過去很多社區工作的發展歷程中，都會看到社區組織期待社區內的企業能夠多與社區連結，而過往比較常看見的連結方式，是讓在地企業捐款給社區，社區再利用這些捐款投入在社區的福利服務或是環境營造上，但這樣的模式也很難看到企業與社區間能夠相互創造出永續合作的發展可能。然而，企業對於社區事務的參與，真的只能停留在捐款的層次嗎？企業跟社區間有無可能因為社區議題的發展，進而讓企業與社區共同因應議題而發展出創新產業的可能，並成為企業投資社區發展提供福利服務的一種永續治理型態。

再者，2007 年蘋果公司的第一支智慧型手機問世後，人類社會的生活因為數位科技的出現而產生巨大的轉變，不僅是人與人之間的溝通方式，就連工作模式也一直快速的改變。網路技術從 2G 演進到 5G，讓數位科技能夠取代許多過去需要由人類才能完成的事物，如自動駕駛、精準醫療等人工智慧技術。無論是農村的偏鄉地區，或是社區工作的場域中，服務提供的過程似乎距離數位科技運用還存在很遠的距離。在這些場域裡，彷彿我們還沒進入數位時代，而在高齡議題中，雖然有許多人工智慧技術不斷的在研發照顧機器人等的新穎照顧器材，但從筆者近年於社區場域中與高齡者詢問的結果，由機器人來取代人類照顧這件事情，似乎被人們接受的程度還非常低。既然我們都已經理解數位時代的不可逆，但如何在農村或是社區的場域中，運用社會設計的思維，將科技導入在第一線的服務現場，發展符合服務現場使用者需求的科技服務，我想這才是「科技始終來自於人性」的原始初衷。

最後，臺灣許多社區組織自 2008 年開始，在農委會水保局的農村再生政策引導下，發展出許多社區自己的社區產業，很多都與社區內的農特產品或是產業類別有關。有許多社區因為走向社區自有品牌的設計包裝方向，讓社區產業成為臺灣獨具特色的社區品牌。但有更多的社區組織，是因為政府的政策補助下，而發展社區產業的商品，但又缺少好的品牌設計與行銷推廣，最後讓社區產業的商品只能放在社區的倉庫中囤放，或是有

參訪團來訪社區時，才會推出來販售，而無法成為社區平時產業運作的收入來源。社區推動產業化的目的是希望讓社區能夠藉由商品販售過程，獲得社區自身的收益，進而讓社區的財務來源能夠多元化，而不是僅依賴政府的補助經費來源而已。而社區有了自有財源後，也能夠讓社區提供的服務更加具有彈性，不會受到補助款的條件限制而限縮社區的發展。但過去臺灣許多社區在發展產業化的過程，因為缺少整體品牌設計行銷的思維，讓社區產業的發展不如預期，也無法協助社區開拓多元的財務來源。

從區域與社區的發展歷史過程中，確實可以發現臺灣的鄉村地區與社區工作面臨許多困境，而這些困境也讓臺灣的社區發展逐漸走向沒有自我特色與一致化的方向。地方創生雖然是一項政策工具，但在政策內所期待的發展策略，確實能夠深刻的檢討臺灣過去的鄉村與社區發展歷程，重新檢視過去各項政策推動下的產物，該如何重新盤整，凝聚在地組織的共識，趕上科技發展的腳步，運用品牌設計的方法，將在地特色與核心價值，能夠重新融入在區域的發展與社區工作的過程中，讓各個區域及社區都能夠因應自我的特色，逐漸發展出獨具特色的服務模式與資源網絡，而這樣的目的不僅是重新塑造地方治理的願景，同時也是期待服務模式與資源網絡，能夠更加貼近在地民眾的需求，以解決政府政策所無法處理的區域個殊性需求問題，並進而由社會議題來帶動在地產業投入創新創業的可能性，而這也正是「共生社區照顧模式」中所看見的發展經驗。

第五節 國內外的共生社區照顧模式發展經驗

「共生社區模式」一詞，在 2019 年成為臺灣探討高齡照顧模式的重要名詞。發源於德國及日本的共生社區模式，被各界認為是臺灣面臨高齡社會時，推動社區照顧模式可積極參考及學習的模式。德國與日本在發展社區高齡照顧議題時，發現此議題，不僅只有生理上的照顧問題，同時也需要面臨高齡者在社區中的心靈、社會參與，以及生活層面的各式照顧議題。如果單從單一政府部門的政策資源，是無法有效滿足前述的相關需求，因此，需要建構一個「中介組織」的角色，藉由專業組織協助社區整合資源，以回應社區中的各式高齡照顧議題。

　　共生社區的概念，主要是希望透過在地組織發掘在地照顧需求，再由在地組織針對在地需求，進一步連結在地資源來發展出在地的服務，而這些資源的連結不僅包含過去傳統社區照顧所含括的專業照顧服務外，同時也包含在地的各項資源，由社區居民、企業組織（店家）、其他民間組織、地方政府、專業團體等共同組織資源網絡。在照顧服務部分，推動共生社區的在地組織必須要連結多元的跨領域組織，共同參與在服務網絡中，發展出屬於在地的資源網絡，如此才能夠滿足在地高齡者的多元需求。

　　因為每個社區都是有機體，每個社區內的照顧需求不同，擁有的資源也不同。因此，共生社區的模式高度仰賴一個在地的中介組織，透過中介組織的角色，來協助評估了解在地社區的照顧需求，再由中介組織的角色，協助開發、挖掘、媒合在地資源，共同投入與發展滿足在地需求的服務，建構起每個獨特社區的共生社區照顧模式。

（一）德國 Project Q8 的共生社區行動方案

　　德國的共生社區模式，主要是在 2011 年時，由位在德國漢堡市的亞士特多夫基督教社福基金會所提出。該基金會過去推動老人照顧主要都是以機構式的照顧模式居多，但在 2011 年開始，該基金會開始推動去機構化的方向，希望陸續減少機構的床位，回歸社區來解決照顧的問題。

　　亞士特多夫基督教社福基金會推動「Project Q8」的計畫，該計畫的核心目標是希望針對社區內部需要被照顧的對象，能夠透過動員社區的資源來提供照顧，該計畫的主要口號是「讓社區動起來」。此計畫認為社區是最接近民眾需求的地方，而服務不應該區分對象，從老到少只要是居住於社區內的一分子，只要有需求就應該要得到好的照顧服務。

　　在推動「Project Q8」計畫之初，基金會從社區需求與資源的盤點開始，邀請社區內部的居民、企業組織、民間組織、地方政府、社區領導者、專業服務團體、機構等，共同參與在需求調查的對象中，主要的目的就是希望能夠找到社區內的真正需求，並且了解社區內的相關資源，媒合社區資源、發展服務來解決需求。該基金會推動此計畫的過程中，也認為社區內的照顧服務，不應該是只有專業的服務團隊來提供，只要是社區內

的利害關係人，願意參與其中，就能夠成為服務團隊，並且發展出社區內獨特的服務模式。

亞士特多夫基督教社福基金會因應「Project Q8」計畫的推動，也發展出「社區共生管理師」的角色，希望藉由此角色能夠串聯社區資源，進行跨領域與跨組織間的資源連結及合作，跳脫原本照顧是社會福利業務的框架。在這樣的跨領域結合下，也更加突顯出每一位被照顧者的自主性，能夠更貼切的擬定出符合被照顧者需求的照顧服務計畫。

社區共生管理師在與被照顧者共同發展照顧計畫時，必須引導被照顧者思考：

一、過去我曾被幫助過的事情中，哪些是我自己可以獨立完成的？
二、我所需要的服務，有哪些是我的家人、親友、鄰居可以幫忙的？
三、我所需要的服務，有哪些是社區內的店家或是組織可以協助的？
四、如果我所需要的服務，不是家人、親友、鄰居、社區內店家或組織可

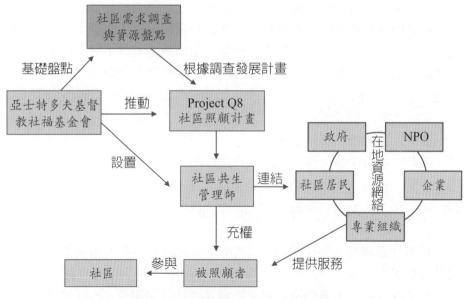

🖉 圖 1-1　德國的共生社區發展模式

圖片來源：梁鎧麟，2021。

以協助的，那我會需要哪些專業人士來提供服務？

五、我可以幫助別人做什麼？

社區共生管理師在提供服務的過程中，會引導被照顧者去思考如何關注自己的需求，並且引導思考如何連結社區內或周遭的資源來協助被照顧者自己解決問題；同時，也會希望被照顧者能夠進一步思考，自己是否能夠幫助別人。社區共生管理師在與被照顧者互動的過程中，透過照顧計畫的推動，能夠關注被照顧者的自主性，是「充權」理念的充分實踐。

二 日本地方創生政策下的共生社區模式

日本的共生社區模式，主要是與其地方創生（或稱地域振興）的政策推動有關。日本在 2010 年時，推動「在地整體照顧系統」的政策，主要因應鄉村地區人口外移老化之下，地方的照顧議題逐漸突顯而出。「在地整體照顧系統」原先設定的主要照顧對象為高齡者，但後來因應地方需求的增加，逐漸擴大到身心障礙者，甚至是新手父母等。

日本雖然在政策的推動下，於各個地區逐步發展出共生社區的照顧模式，但也因為每一個區域主導共生社區的組織類型不太相同，也讓日本的共生社區模式出現很多元的型態與種類。但無論是發展出哪一種類型的共生社區照顧模式，其主要都強調「四助」，即公助、共助、互助、自助的概念。

一、公助：社會福利與社會保障。

二、共助：社會保險（醫療保險與介護保險）。

三、互助：社區內個人或團體相互連結支援。

四、自助：個人的自立支援，預防失能及健康促進。

日本社區設計大師山崎亮於 2019 年出版的著作中，也彙整了日本四個著名的共生社區模式，包含：辛夷園支援中心、永源寺小隊、幸手模式、佛子園等模式，都是日本在地推動共生社區照顧模式的經典案例。

總結日本的共生社區照顧模式，可以發現基層醫護人員在日本的共生

社區照顧模式發展過程中扮演重要角色，主要關鍵在於日本的在宅醫療政策，該政策讓基層醫師不僅是在診所內看診，而是會進到病患家中看診。當醫師進到病患家中看診後，就會開始發現病患所需要的服務不僅是醫療照護服務而已，而是會延伸出許多多元化的需求，而有些需求可能是正式資源所無法滿足的，因此就需要媒合在地社區的資源來協助被照顧者解決各項問題。

　　此外，在日本的共生社區照顧模式中，也發現有許多位在社區內的組織陸續成立，而其成立的主要目的就是希望能夠連結資源，提供社區內被照顧者所需要的服務。其中最為著名的就是在地整體照顧的幸手模式，透過照顧咖啡館的設置，作為連結社區被照顧者與服務資源的重要場所，並進一步的推動各項社區內的活動，包含：幸福救援隊、熟食配菜店、電動代步車、讀書會、園遊會等多元的服務，其主要目的就是希望能夠創造社區內部人與人之間的連結，藉以發覺社區內被照顧者的需求，以及可能連結的社區資源，成為社區內發動共生社區照顧模式的重要組織。

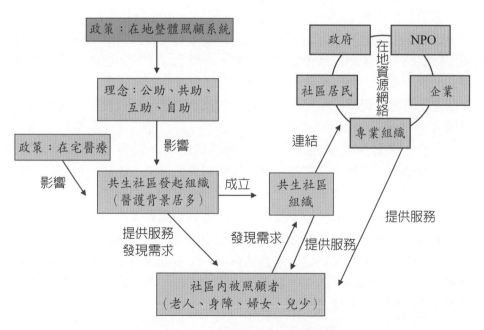

☑ 圖 1-2　日本的共生社區發展模式

圖片來源：梁鎧麟，2021。

三　臺灣共生社區的發展經驗

　　臺灣在 2016 年長照 2.0 政策推動後，掀起全臺關注高齡照顧議題的趨勢，無論是原本就關注社福議題的非營利組織、保險業的商業組織、科技導向的營利組織等，都在關注臺灣未來高齡化社會後的照顧議題。2018 年的臺東東河與南投埔里，由兩個不同的組織分別成立了以「共生社區」為願景的組織，分別在兩個鄉鎮發展具有各自特色的「本土化共生社區模式」。

（一）臺東東河「都蘭診所」的共生社區照顧模式

　　位在臺東東河鄉的都蘭診所，由所長余尚儒醫師所發起，余尚儒醫師也是臺灣最早引進日本共生社區概念的發起者之一。因為東河鄉的地理位置偏僻，醫療資源極度缺乏，許多社區長輩外出就醫不方便。因此，都蘭診所以「在宅醫療」為主要操作模式，透過醫護團隊深入被照顧者家中，提供被照顧者所需要的醫療服務。

　　都蘭診所不僅提供被照顧者醫療服務外，也因為社區內病患相當多元，不僅有生理上的疾病問題，往往也伴隨著心理及社會層面等多樣化的需求與問題。都蘭診所為了實踐共生社區的理念，不同於臺灣的基層診所僅有一戶的專業人力，都蘭診所更是設置了社工與行政人力，為的就是希望能夠連結更多資源，來協助鄉村社區的被照顧者，能夠獲得解決其需求的服務。

　　然而，都蘭診所也面臨偏鄉資源匱乏的困境，專業人力不足的情況下，也讓都蘭診所無法適時滿足社區被照顧者的需求。因此，都蘭診所發揮其全國知名度，邀請不同專業人士以「度假支援」的方式，進入到都蘭村中，協助都蘭診所解決社區被照顧者所遇到的問題及需求。

　　此外，都蘭診所也積極透過社區營造的方式，於社區內設置「都蘭小客廳」，作為社區內民眾連結的重要場域。小客廳會不定時舉辦各類健康講座，由志工協助輪班運作，逐漸串接起社區內的各項資源，發展出屬於都蘭在地的共生社區模式。

（二）南投埔里「厚熊咖啡」的共生社區照顧模式

位在南投埔里鎮上的厚熊咖啡館，則是由國立暨南國際大學、愚人之友基金會、埔里基督教醫院共同發起創立。三個在地組織共同建立一個新的厚熊咖啡組織，主要目的是希望借鏡德國、日本共生社區模式中，中介組織的角色，透過厚熊咖啡館的運作，成為串接起社區內人與人、社區與社區，以及在地產業間的「互相照顧」，運用在地資源的相互連結，來解決在地社區及被照顧者所遇到問題與需求。

厚熊咖啡館透過「社區營造」的方式，辦理各項多元化的高齡相關課程，設計符合不同年齡層及不同對象的高齡課程，希望透過教育推廣的方式，逐步將友善高齡的相關知識與概念推廣到社區民眾。同時，也辦理各項專業人才的培訓課程，協助社區解決專業照顧人力不足的問題，並辦理志工培力課程，解決社區端志願服務人力專業知能不足的問題。

其次，厚熊咖啡館也運用虛擬貨幣及資訊系統的方式，建置在地的虛擬貨幣志工人力銀行，志工提供服務累積點數後，可兌換厚熊咖啡館從社區店家、小農所媒合的商品，以及厚熊咖啡館所辦理的課程與提供的服務，充分活絡在地的志願服務人力，實踐「在地民眾互相照顧」的理念。

最後，厚熊咖啡館則是積極經營「厚熊笑狗」的公益品牌，並將此品牌打造為大埔里地區的友善高齡品牌形象。以公益品牌連結在地企業組織的商品，以及社區產業的產品，透過公益品牌的社會企業形象，與在地企業組織產生相互合作，共同募集區域的長照基金，以提供政府正式服務無法滿足的需求。同時，也因為串聯社區產業，並且協助在地社區組織募集社區自有財源，讓社區組織能夠提供更多元的服務給社區長輩及志工。以「互相照顧」及「建構社區力量」的理念，讓厚熊咖啡館成為本土化獨具特色的共生社區照顧模式。

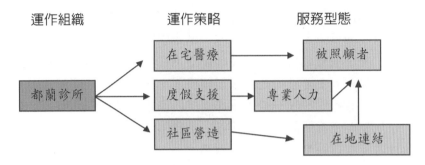

運作組織　　　　　運作策略　　　　　服務型態

🖋 圖 1-3　都蘭診所的共生社區照顧模式

圖片來源：梁鎧麟，2021。

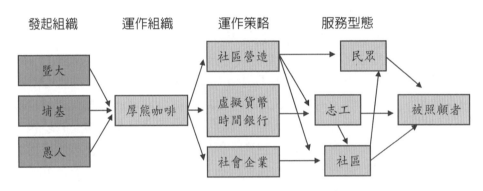

發起組織　　運作組織　　運作策略　　　服務型態

🖋 圖 1-4　厚熊咖啡館的共生社區照顧模式

圖片來源：梁鎧麟，2021。

第六節　轉換思維，開始共生社區的行動

　　如果推動共生社區照顧模式，是一個因應高齡社會好策略的話，那我們應該要如何從德國、日本，甚至是臺灣自己推動共生社區的經驗中，歸結出從無到有建構一個共生社區照顧模式的方法，這或許是我們能夠從許多推動經驗中，進一步去歸納出來的策略方法，並且提供給有意投入推動共生社區照顧模式的組織或是個人，能夠學習幾個重要的關鍵操作方法。

　　如同筆者在前面一節的內文所提到的，共生社區照顧模式不可能完整

地將一個成功的模式，直接複製到其他地方，因為每個地方所需要解決的
需求不同、資源也不同，自然其所形成的共生社區照顧模式就會不一樣。
所以推動共生社區照顧模式所要關注的重點，就會是如何再運用成功經驗
的工作方法，學習這些工作方法，然後到自己所想要投入的區域或場域
中，開始逐步運用這些不同階段的工作方法，建構出解決在地需求的共生
社區照顧模式。

正因為共生社區照顧模式具備有在地化的特質，筆者從日本社區設計
大師山崎亮，於《打造所有人的理想歸宿》一書中，所提到的日本共生社
區照顧模式案例，以及筆者自己在臺灣參與推動建構「厚熊笑狗長照生活
創新產業」共生社區照顧模式的行動經驗中，歸結出要建構共生社區照顧
模式的八大關鍵策略。

在推動共生社區照顧模式之前，每一個想要參與推動的參與者，都
必須要先對一些基本的概念有基礎的認識，尤其是兩個部分「翻轉專業本
位主義」與「翻轉市場經濟思維」，這兩個過去深植在你我心中的既有觀
念。過去無論是市場上的商業組織、政府的政策推動思維，或是投入社會
公益的非營利組織，在組織的經營管理或是服務的提供上，都深深受到市
場經濟的影響，所以推動許多事物時，都會優先以成本效益的經濟考量為
優先，也因為這樣所以專業分工的思維就充斥在我們的服務體系中，常常
因為專業官僚主義，而導致服務的片段化，或是不連續性，這也是為什麼
長照服務每年花費好幾百億的預算，但民眾還是認為長照服務不夠好用，
就是因為民眾關切的不是哪個問題由什麼專業來解決，而是民眾所遇到的
問題，能不能夠有跨專業間的合作，簡化服務流程來協助民眾解決問題，
但跨專業整合或是跨專業合作，在以市場經濟思維所建構而成的專業服務
體系中，是一件需要花費很多力氣去重新建構的事情。

如果從專業主義、市場經濟的思維，來思考高齡社會下的老後生
活，似乎會把老後生活所需要的服務變得很複雜，比如說居家環境需要照
顧服務專業、換藥需要護理專業、復健需要物理治療專業、交通接送需要
職業駕駛專業，每個人的老後生活都會因為不同的需求，而被切割成不同
的碎裂化服務；但回過頭來想，這不就只是一個高齡者老後生活中的基本
需求嗎？如果只是生活的基本需求，但卻要被切割成許多碎裂化的服務來
解決，需要整合許多不同的專業團隊，那對高齡者或是其家屬來說，就會

覺得把生活專業化似乎沒有為老後生活帶來太多的便利。

　　因此，無論是山崎亮近幾年所積極提倡的「社會設計」、「社區設計」，或是因應社會問題所提倡的「社會創新」概念，都是希望我們能夠重新擺脫過度專業分工的思維，回到使用者的需求來思考服務或是商品的設計，真正重新回到使用者的身上，來思考解決使用者需求時，所需要建立的服務內容，放在高齡社會的議題下，就是不要把「照顧專業化」，而是要把「照顧生活化」，從高齡者的各個生活層面，來思考如何把照顧融入到高齡者的生活中，從高齡者的角度來思考需求的解決，這樣才能夠真正創造出服務高齡者的服務體系。

　　共生社區正是在這樣的基本核心概念下發展而出，所以在往下閱讀建構共生社區的八大關鍵策略時，要請讀者們先重新整理一下自己的思緒，不要用市場經濟與專業主義的角度來閱讀，而是簡單的回到你／妳是一位高齡者，或是你／妳是一位家中有高齡者的家屬，來閱讀後面文章所提到的內容，重點是要能夠站在既有框架以外來思考，而不是被限制在既有框架內來思考。如果是被限制在既有框架內來思考共生社區照顧模式的建構，那就會覺得很多事情都不可行；但是如果能夠回到一個高齡者的基本需求來思考，那就會覺得很多事情的推動似乎就應該要如此才對。

　　最後，在繼續往下閱讀前，請各位必須要重新調整自己的思緒，拋開過去被市場經濟與專業主義侵蝕的腦袋，放空自己重新閱讀與思考，也想一下自己未來的老後生活期待會是什麼樣的生活模式。

第二章

關鍵策略一：
建立推動的「中介組織」

　　任一項行動要進行之前，都必須要先確定有哪些人或是哪個組織能夠來做這件事，推動共生社區照顧模式也一樣，需要有一群人或是一個組織，來承擔起在區域內，或是在社區中進行解決問題的行動。因此，要推動共生社區照顧模式之前，必須先確立好有哪些人願意一起來進行這個行動，或是有哪些組織願意一起投入在這個行動上。

　　無論是德國、日本，或是臺灣的推動經驗中，都可以發現有一個核心的組織，積極的在發掘在地需求，整合資源網絡，重新設計能夠解決在地照顧問題的服務模式，而這樣的組織所扮演的角色，就在於發掘與盤點出在地問題與需求，並且進一步針對所盤點出的需求，整合正式、非正式的資源，共同來形成照顧資源網絡，針對連結資源重新設計服務來解決區域所面臨到的需求，而這樣的組織就扮演著「中介組織」的角色，負責媒合需求與資源，串接起能夠解決在地問題的資源網絡。

　　中介組織並非是新的概念，也不是特定的一種組織型態，正如同筆者在前一章所提到的，共生社區照顧模式所關注的是在地的需求與網絡，所以形成的模式會根植於在地的社會脈絡之下，因此中介組織的型態會是多元的，端看在地的脈絡情境中，有哪些組織願意開始推動共生社區照顧模式，而這個推動的主要組織，所能夠連結到的資源網絡與夥伴組織有哪些，以及與夥伴組織間的合作緊密程度關係，都會形成不同類型的中介組織型態出現。所以推動共生社區照顧模式的中介組織，會是多元的組織型態與多元的服務模式，但是其工作方法是一致的，都是透過社會設計或是社區設計的思維，來了解在地需求，發展在地的共生社區照顧模式。

　　本章的內容中，筆者將針對中介組織的工作方法起源進行說明，並且進一步介紹不同型態的中介組織可能產生的工作效應，最後再從幾個實務推動的案例中，去分析中介組織的類型及其與在地組織的合作型態，最終所形成的中介組織運作模式。

第一節　從英國的 Groundwork 模式談起

　　英國在 1960 年代後，面臨到經濟停滯的狀況，失業率快速攀升、勞資糾紛、經濟成長不振等多項社會問題，讓英國面臨 20 世紀以來最大的

國家發展困境。1973-1974 年全球第一次石油危機的發生，讓英國雪上加霜，財政赤字與失業攀升問題持續嚴重，使得英國政府必須要進行政策上的調整。

英國於 1970 年代開始推動 Groundwork 模式，當時英國政府因為地方青年失業的問題，希望透過建立各地區域推動 Groundwork 模式的組織，來連結在地公私部門的資源，共同提供青年參與地方議題推動的機會，藉以降低青年的學用落差情形。1990 年代中期，因為 Groundwork 模式在解決青年失業問題上，成果相當卓越，成為英國中央政府全國推行的重要方案，許多需要進到地方或是社區中推動的公共服務，都透過 Groundwork 的工作模式，連結在地跨領域資源，形成資源網絡提供服務，來解決社區所面臨的各式議題（Parker and Murayama, 2005: 106-109）。

Groundwork 模式在社區中扮演中介組織的角色，針對社區所面對的各式議題，連結公私部門的跨專業資源，進行服務的再設計，發展成回應社區議題的服務項目。在這樣的服務模式中，推動 Groundwork 模式的組織充分扮演「中介組織」的角色，協助媒合跨專業資源進入社區中，解決社區的各項議題。1990 年代中期，Groundwork 成為英國中央政府全國推行的重要方案，以協助地方進行地方創生的行動，在全國的政策方案中，明訂 Groundwork 組織的任務有：地方民眾的再連結、社區培力、公民教育、職業訓練、連結在地產業加入地方行動、鼓勵青年世代參與方案等項目（Parker and Murayama, 2005: 106-109）。

有鑑於英國推動 Groundwork 模式的成功經驗，各國在社區治理的行動上，也積極援引英國的模式。日本在 1991 年，正式引進 Groundwork 模式到日本，並在 1995 年成立正式組織 Japanese Groundwork Association（JGA），作為日本以 Groundwork 推動地方創生的重要單位，並希望從英國的經驗中，提供日本推動的若干經驗參考，不僅是希望推動地方環境的改變，同時也希望建立地方公民、政府與私部門能夠共同參與地方議題的改變行動（Parker and Murayama, 2005: 106）。渡邊豐博（2006）在〈グラウンドワーク三島の地域再生への取組み〉一文中，則是以日本三島的地方創生推動經驗為例，討論日本的鄉村城鎮如何運用英國的 Groundwork 模式推動地方創生行動。

　　除了亞洲地區的日本將英國的 Groundwork 引用發展外，位在美洲地區的巴西在許多社區工作的公共服務上，同樣也參考英國的 Groundwork 模式，在巴西的社區工作中發展出與在地組織的合作治理模式（Pinto et al., 2007）。美國則是將 Groundwork 模式運用在大學的睦鄰運動教育上，透過 Groundwork 模式的學習與實踐，美國的大學學生開始進入社區內了解社區的需求，與社區形成合作治理關係，並在不同的議題中展開合作，進而改變了大學本身的教育方式（Collins et al., 2009）。

　　澳洲西部的 Greater Geraldton 城鎮，同樣也學習英國的 Groundwork 模式，運用這樣的工作模式，在該城鎮中推動審議式預算的工作，透過在地多元行為者的鏈結參與，並提供對於地方各項議題的教育過程，讓地方民眾更能夠參與在地方治理的網絡行動中，並且讓各項行動能夠永續的推動（Hartz-Karp, 2012）。

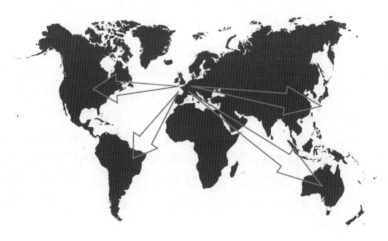

◢ 圖 2-1　英國 Groundwork 模式全球擴散圖

　　許多國家都參照了英國早期推動 Groundwork 工作模式的經驗，於自己的國家內針對不同的議題，也發展出屬於自己國家的 Groundwork 工作模式。雖然發展歷程與議題上有所不同，但相同的地方在於所建立起的各項行動方案，都有其在地性與獨特性，且每一個方案的推動可能都包含多個目標，之所以會有多個方案目標，主要是與地方發展的多元議題有關，

只要是在地民眾所關心的議題或是需求，都會成為運用 Groundwork 工作模式的中介組織所要行動的目標（Johns, 1998: 190）。

　　Groundwork 工作模式從早期因應青年失業問題，於在地區域內所發展而成的工作模式，因為其根基在地方社會脈絡情境中，能夠透過這樣的工作方法，讓運用的組織更加了解在地需求，再進一步媒合各項資源，最終形成能夠運用在地資源解決在地問題的社區工作模式。

　　因此，當 2011 年德國與日本因應高齡社會，開始發展社區高齡照顧議題時，便充分援引 Groundwork 工作模式的精神，因為社區中的高齡照顧議題，不僅只有生理上的照顧問題，同時也需要面臨高齡者在社區中的心靈、社會參與，以及生活層面的各式照顧議題，如果從政府部門的單一政策資源，是無法有效滿足前述的相關需求。因此，需要學習 Groundwork 工作模式的精神，建構一個區域性的「中介組織」的角色，藉由專業組織協助社區整合資源，以回應社區中的各式高齡照顧議題。

　　德國同樣位於歐洲地區，加上歐洲地區有歷史悠久的草根性民主社會背景，這也讓德國的亞士特多夫基督教社福基金會決定將高齡照顧服務，從去機構化走向社區化的過程中，能夠快速的學習運用 Groundwork 工作模式的精神，快速發展出建構解決在地需求的共生社區照顧模式。

　　另一個推動共生社區照顧模式的日本，則是因為早在 1991 年，就將 Groundwork 工作模式帶回日本，並且積極的於各地區的社區工作中進行推動，加上日本面臨農村地區的人口快速外流與高齡化問題，在地域振興與地方創生的政策行動上，也積極帶入 Groundwork 工作模式，讓各地區的組織能夠學習運用 Groundwork 工作模式，發展連結在地資源解決在地需求的服務模式。

　　從英國發展而出的 Groundwork 工作模式，不僅影響全球各地許多國家的社區工作模式，對於德國與日本在因應高齡社會議題時，也提供許多在地性社區工作方法的基礎，也因為這樣的工作模式是根基於在地社會的脈絡情境下，往往讓運用 Groundwork 工作模式的中介組織，能夠充分的獲得在地公民的認同與支持，進而連結在地組織共同因應在地問題建立起服務模式，而這樣的工作方法也正是我們推動共生社區照顧模式，所需要積極學習的核心精神。

第二節　中介組織所需扮演的功能角色

　　理解了中介組織的發展緣起後，筆者將進一步分析，中介組織是如何運用 Groundwork 工作模式，而這個工作模式究竟有什麼特別之處，為何能夠被這麼多國家所學習，而且能夠在不同的議題中被運用。在理解 Groundwork 工作模式的核心方法之前，筆者要再一次的提醒大家，Groundwork 工作模式帶給中介組織的是一種工作方法，而不是把模式原封不動的搬到自己所身處的場域中複製，就像筆者一再提醒大家的，因為每個區域存在的需求跟資源不同，所以很難原封不動的將某一個成功的中介組織模式，搬移到另外一個地方複製呈現，而是需要取其核心的工作方法，學習工作方法回到自己的場域中進行行動，這才是 Groundwork 工作模式所希望帶給大家的核心精神。

　　中介組織運用 Groundwork 工作模式時，其主要任務在於透過培力民眾、在地企業或是各個組織，貢獻各自的力量，針對地方的環境、經濟與社會福祉議題上，讓在地區域能夠運用自己的資源力量持續性再生與成長，其主要有三個策略：解決在地環境需求的行動、運用教育與社區營造策略的社會行動、注重永續發展與在地產業的經濟循環行動（Johns, 1998: 189）。之所以會關注在培力的概念上，是因為在全球化之下，無論是經濟、生態環境等議題，都為各個地方的在地生活產生重大的影響，因此有「全球在地化」的聲音出現，認為全球化為地方帶來的影響是必然的，但因應全球化帶來的社會問題，各個在地組織或社群，應該運用自身的力量與資源，來學習與發展解決社會問題的方法。因此，中介組織作為於地方推動解決社會問題行動的重要組織，就必須要承載轉譯社會問題的責任，讓在地的社群組織能夠了解到地方所面臨的問題衝擊，進而培力在地社群組織共同投入解決社會問題的行動中，以解決全球化所帶來的社會問題。

　　Groundwork 工作模式成功地在英國帶動起不少地方創生的行動，並且提供給英國中央政府許多政策上修正的結果，也因為這樣的工作模式是根基在地方社會脈絡中，關注地方需求、連結在地資源，發展出屬於地方的服務模式，同時也帶動了地方社會生態的轉變（Parker and Murayama,

2005: 106）。因為 Groundwork 工作模式著重於培力的概念，希望地方的問題與公共事務，能夠讓在地的社群組織有能力自己來解決，所以也會讓原本不關心或是沒有專業能力的組織，開始產生學習的動機，轉變為關心地方社會議題，並進一步學習如何連結組織原有專業資源，發展解決在地社會議題的能力。

　　英國的 Groundwork 工作模式在多年的發展過程中，成為各項在地議題發展的重要模式，如：Higgins（2007）、Hudson and Hazel（2019）的兩篇研究論文，都是探討在地的中介組織如何運用 Groundwork 工作模式，於英國的社區內帶動藝術介入社區的行動，最終產生社區內部社會生態的改變。Bronstein and Abramson（2003）的研究論文，則是探討在地方公共事務推動的過程中，針對區域學校內的學童教育問題，在地社工透過中介組織的角色，運用 Groundwork 工作模式與學校教師進行合作，發展出共同解決學童面臨之問題的服務模式。

　　正因為 Groundwork 工作模式有強力的在地性，根基在地方的社會脈絡情境中，所以各地的中介組織如果運用 Groundwork 模式作為社區工作的方法，就會針對各地社區的不同議題與資源，發展出屬於各地特色的不同服務型態。但是歸納 Groundwork 工作模式，可以發現中介組織在其中除了前面所提及的要推動「培力」的工作外，「在地資源網絡鏈結」與「在地社群組織的夥伴關係」，也是中介組織運用 Groundwork 工作模式的核心關鍵（Parker and Murayama, 2005: 108-109）。

　　中介組織在地方推動行動時，需要特別關注地方資源網絡的鏈結，與在地社群組織的夥伴關係經營，因為地方的議題與需求，需要藉由中介組織來發掘，而發掘後，最重要的是能夠連結相關資源來解決需求，因此，中介組織就必須要扮演好於地方中進行資源網絡鏈結與建立組織間夥伴關係的角色，唯有如此，才能經營好中介組織所建構的地方資源網絡關係。參與在議題內的組織，也會因為這樣的信任基礎，而願意提供資源與服務來共同解決在地所面對的議題與需求。

　　中介組織與每一個願意合作的在地組織所建立起的信任關係，都是建立於關注在地公共事務、議題或是在地的社會問題上，由共同所認同該解決的議題或需求，來集結中介組織與在地社群組織間的信任關係，並進而形成在地區域內的各個組織間的合作力量，這當中包含了地方政府、在地

產業、志願組織與社區組織等多元行為者（Johns, 1998: 189）。

　　中介組織之所以能夠與在地社群組織建立起良好的信任關係，最大的關鍵在於透過「培力」的教育行動過程，讓區域內產生更多願意關心公共事務的公民，再集結這些公民共同引導解決社會問題的行動，而這樣的過程常常能夠看到許多前瞻式的議題改變，包括：改變既存的民主制度、重新呈現地方利益的面貌，並且能夠改變本質上不民主的情形發生（Connelly, Bryant and Sharp, 2020: 392），像是社區營造、審議式民主的行動，就是透過公民參與引導地方行動的發展，進而打破地方原本的利益結構，與少數代議士壟斷政治權力的情形。

　　因此，從中介組織運用 Groundwork 工作模式的經驗中，可以發現中介組織必須要具備幾個重要的關鍵能力，包含：社群培力、教育行動（包含專業教育與公民教育）、網絡鏈結、夥伴關係經營、信任關係建立等。中介組織所發展出的行動，都是根基於在地社會情境脈絡中，社群組織與公民所關注的議題，透過不斷地行動過程，讓地方的社會發展持續保持動態改變的能量，如此才能夠讓地方的社群組織持續保有因應不同社會議題的能力（Connelly, Bryant and Sharp, 2020: 397）。我們從許多國家在不同議題上的推動經驗發現如此，同樣的也在德國與日本因應高齡社會議題的行動經驗中也發現同樣的結果。是以，想要建構共生社區照顧模式的中介組織，就必須先具備 Groundwork 工作模式的各項核心能力。

第三節　可能扮演中介組織的組織類型

　　Parker and Murayama（2005）在 Doing the groundwork? transferring a UK environmental planning approach to Japan 一文中，詳細歸納日本運用 Groundwork 工作模式的中介組織類型，大致可以分成三種方向：公部門主導、民間公司主導、公民主導的三種不同類型。由公部門主導的模式，其主要是針對地方既存的行動進行擴大行動；民間公司主導的行動比較是地方產業的創生行動，關鍵在帶動地方產業的發展；公民主導的模式則是因為公民關心地方議題，而由公民自己發動的行動。

　　綜觀臺灣在社區層次中協助推動各項政府政策與民間行動的組織類

型，筆者認為需要進一步的加以區別，例如：臺灣許多公民組織承接政府的委託服務案，協助政府在各個區域內陪伴社區組織推動各項福利服務，這類型的組織雖然是由公民主導發起的組織所提供的服務，但因為其主要是接受政府的委託服務，程度上在社區裡是政府代理人的角色，無法完全將此種類型的組織歸類為公民主導型的中介組織型態。

另外，因為臺灣沒有針對社會企業專門立法，所以臺灣許多關注社會議題的社會企業，都是以民間公司的方式作為其組織類型，僅在其公司章程中載明該公司的社會目的，而這類型的公司就不完全是關注在以商業模式來解決社會議題上，而是將商業模式作為解決社會問題的其中一項工具而已，所以在作為地方的中介組織時，很難將其歸類為民間公司主導型的中介組織類型。

筆者認為要協助理解中介組織的類型，無法單純從推動中介組織的組織類型來作區分，而是應該要進一步從組織建立中介組織的目的性，來協助分類推動中介組織的可能類型。因此，筆者將中介組織的目的性，區分為：以政府政策服務為導向、以商業模式為導向、以社會目的為導向等三個目的性，來進一步區分中介組織可能成立的組織類型，筆者彙整如表2-1。

表 2-1　成立中介組織的組織型態

中介組織的目的性	以政府政策服務為導向		以商業模式為導向		以社會目的為導向			
組織型態	政府部門	非營利組織	一般企業	社會企業	社會企業	非營利組織	社會經濟組織	混合組織型態
組織範例	社區培力中心、社會福利服務中心	承接政府服務方案的非營利組織	地方聚落發展的企業公司	回饋部分比例盈餘於社會目的社會企業	回饋所有盈餘於社會目的的社會企業	實踐組織社會目的的非營利組織	團結經濟組織、合作經濟組織、社區產業組織	社群經濟組織

　　正因為地方社會中存在多元的組織型態，所以中介組織的組織類型就不可能太過單一性，且也會因為各個不同區域內的社會環境脈絡差異，與在地社群組織的類型差異，所以會有不同中介組織型態出現。筆者認為若是單純從中介組織的類型來區分組織類型，可能會過於簡化多元的中介組織類型，應該要以中介組織成立的目的性來區分，也因為臺灣的社會多元性，所以也可能存在一種類型的組織，因為其建立中介組織的目的性差異，而會有不同的運作模式出現。

　　根據筆者的中介組織目的性分類，第一種類型為「以政府政策服務為導向」的中介組織類型，這類型的中介組織主要是以提供政府的政策服務方案為主。主要因為 1980 年代新公共管理主義的興起，政府為了縮減財政支出，而開始將許多服務委外給非營利組織來協助提供，形成政府向民間單位購買服務的現象。因此，在此類型的組織型態中，就會存在由政府部門與非營利組織承擔中介組織角色的兩種類型，由政府部門承擔中介組織角色類型的範例，主要為社會福利領域中的型態，像是各縣市政府於轄區內建立的區域福利服務中心，就是這類型的角色。由非營利組織承擔中介組織角色類型的範例，就像是很多社會福利基金會，協助政府提供福利服務，就屬這類型的角色。另外，則是許多社區中的社區發展協會，這類型的社團法人協會主要以申請政府經費補助為主，透過政府補助來推動社區工作項目，這類型的社區發展協會，就成為社區內以提供政府服務為主的中介組織類型。

　　第二種類型為「以商業模式為導向」的中介組織類型，這類型的中介組織比較容易於地方創生的行動中看見。有許多企業組織因為地方產業創新轉型的過程，於偏鄉地區投入地方創生的行動，希望藉由自身企業創新轉型的過程，連帶帶動地方其他在地組織的創新轉型。而這類型的組織雖然是以透過產業化的商業模式，來推動地方的產業發展議題，但是也會跟隨推動的組織差異性而有兩種不同類型的組織：一種是完全商業模式導向的企業組織，投入中介組織帶動在地組織的產業轉型目的，是希望能夠提升自身企業的獲利；另外一種則是以社會企業的方式，作為推動地方產業創新轉型的中介組織，這類型的組織除了期望建立商業模式外，也會於該組織所賺取的利潤中，提撥部分比例回饋到地方社會議題的解決上，肩負社會目的事業使命的組織型態。

　　第三種類型為「以社會目的為導向」的中介組織類型，這類型的中介組織型態就較為多元，因為是以解決在地的社會問題與滿足需求為主，所以中介組織的成立就是以社會目的性為主，對於經濟來說只是中介組織用來獲取資源，滿足社會目的的工具而已。這類型的中介組織型態有四種，分別為社會企業的組織型態，不同於以商業模式為主要目的性的社會企業型態，這類型的社會企業組織型態會將其獲利全數回歸到滿足社會目的上，像是窮人銀行家尤努斯所提倡的 B-Corp，B 型企業的概念。此類型的非營利組織型態，不同於「以政府政策服務為導向」類型的非營利組織，此類型的非營利組織是不以承接政府委託服務為組織主要目的，而是透過社會募款或社會事業收入來作為組織主要財源，這類型的非營利組織就可以具有完全的組織自主性，不會受政府政策績效的管控而影響組織自主性。

　　「以社會目的為導向」的組織型態中，有兩項較為特別，分別為社會經濟的組織型態與混合的組織型態。社會經濟的組織型態，又可分為有團結經濟的組織型態，像是工會組織，以解決勞動條件或問題為主的組織型態；合作經濟的組織型態，則是為了同樣的社會目的，以成立合作社的方式來運作，每一位參與的社員都是股東，成立此種型態的目的在於除了解決在地的社會問題外，也希望能夠藉以改善每一位地方參與者自身的經濟情況。社區產業的組織型態則是社區發展協會的發展型態之一，不同於申請政府補助為主的社區發展協會，此類型的社區發展協會主要是希望透過發展社區產業的過程，來作為社區提供福利服務的自主財務來源，讓社區發展協會有更多財務自主空間，因應社區民眾的需求提供服務。

　　最後一種混合組織型態的類型，主要是中介組織並沒有特定單一組織在運作，而是透過網絡鏈結的方式，集結多個在地社群組織，共同運作中介組織。而這些在地社群組織的組織型態會是多元的，可能有非營利組織、合作社、社會企業、一般企業等，端看在地議題發展的過程中，如何在社會情境脈絡下形成中介組織的角色，這種類型的組織型態因為是建立在社群運作上，所以可歸類為社群經濟組織。

　　筆者從許多中介組織的案例中重新歸納中介組織可能的組織類型與型態，以中介組織的組織目的來區分，再針對三個不同的目的性，根據參與的不同組織型態，進行中介組織可能的組織型態分析。但正如筆者一再提

及的，因為中介組織是一個根基於在地社會環境脈絡所形成的組織，所以不同區域會因為不同議題、需求、資源，以及願意參與的在地社群組織差異，而發展出不同的中介組織型態，這也是建立中介組織過程中特別有趣的地方，雖然會有不同的組織型態出現，但中介組織推動在地行動的工作方法則是有一定的方法可以依循，這部分筆者會於後文中再加以說明。

第四節　從經驗中發展出不同型態的中介組織

　　上一節的內文中，可以了解到從不同的中介組織目的性進行區分的話，能夠將中介組織區分成許多不同的組織型態，而中介組織也一直以不同的組織型態存在於社會中，只是過往的中介組織，因為不同的組織型態，就會對於中介組織的使命與任務產生不同的方向，而在建構共生社區照顧模式的過程中，如何思考一個有利於建構此模式的中介組織，就是本節要進一步與大家做說明討論的重點。

　　對於推動共生社區照顧模式的中介組織型態的思考，我們必須優先界定共生社區照顧模式的推動，其主要的目的性是什麼，也就是說中介組織在推動共生社區照顧模式的目的是什麼，我們必須要從上一節所提到的三個主要目的來思考。共生社區照顧模式的建構，最主要是希望能夠在高齡社會中，尋找一個更適合推動在地社區照顧模式的方法，所以建立中介組織來推動此模式，主要的目的並非是以協助政府推動相關政策為主，也不是以商業利益為主要目的，重要的是希望能夠因應高齡社會，建構一個能夠解決在地照顧需求的模式，所以是以「實踐理想在地老化」的社會目的為主要目的性。因此，以「社會目的為導向」就是共生社區照顧模式，建立中介組織的主要目的。

　　在我們所生活的社會中，其實不乏許多中介組織的存在，不同於以社會目的為導向的中介組織，「以政府政策服務為導向」及「以商業利益為導向」的中介組織類型，會面臨到與「社會目的為導向」的中介組織有不同的情形。在社會福利服務領域中，可以看到有許多非營利組織在地方扮演著協助政府提供福利服務的角色，由非營利組織提供服務，政府以財政支出來購買相關服務。在長照 2.0 政策推動後，可以看到全臺各地區都有

許多協助政府提供服務的非營利組織出現，而這些組織就扮演著服務個案與政府間的中介組織角色。但「以政府政策服務為導向」的中介組織，卻也往往因為接受政府的財政購買，每年需要滿足政府所要求的 KPI 績效指標，這也導致非營利組織往往需要為了滿足政府的績效指標，無法顧及該組織原本所設定的社會目的，這也是非營利組織一旦成為政府委外服務的單位後，就可能喪失組織自主性的重要關鍵。

而「以商業利益為導向」的中介組織，在市場經濟的社會中就存在許多樣態，提供商業服務的中介組織在市場經濟環境中比比皆是，但這些中介組織因為存在著以商業利益為主要目的，所以組織的核心目標還是以獲取組織利潤為主要核心目標，縱使有一些中介組織是以社會企業作為主要的中介組織型態，但也因為其主要目的是以獲取利潤為主，再以獲取到的利潤撥付部分比例進到社會目的上，所以這類型的中介組織，往往在實際的運作上，還是會以獲取組織的商業利益大於滿足社會目的，因此，這類型的中介組織較容易受到市場經濟環境的影響，無法以完全滿足社會目的為主要目標，來作為中介組織的經營策略。

因為「以政府政策服務為導向」及「以商業利益為導向」的中介組織，需要面臨其所選擇的組織發展方向，而須顧及組織在其所選擇的發展方向之環境中，要如何保有組織本身能夠永續生存下去的能力，這也使得這兩種類型的中介組織，無法像「社會目的為導向」的中介組織，能夠完全以實踐社會目的為主。筆者需要進一步清楚說明，並非「以政府政策服務為導向」及「以商業利益為導向」的中介組織就是社會中不好的組織，畢竟人類的社會是多元的，每個人或組織都有選擇其所嚮往的社會生活之權利，所以在社會中保有組織選擇的多樣性，可以讓社會生活變得更加多元，並且也能夠透過更多多元化的組織型態，來滿足社會上的不同需求。

所以在思考共生社區照顧模式的中介組織型態時，因為顧及此模式是一個極度具有社會目的性的照顧型態，且需要根植於在地社會環境脈絡中，所以建構此照顧模式的中介組織，必須要以滿足社會目的為主要目標。筆者彙整現行推動共生社區照顧模式的組織，可以發現在模式下的組織型態也相當多元，因為其推動區域的社會環境、文化脈絡具有高度差異性，加上每個有意投入建構共生社區照顧模式的參與者，其所想像的照顧型態與模式會有所不同，所以也讓共生社區照顧模式的中介組織型態顯得

多元，但不變的是這些中介組織雖然以不同型態出現，但是其核心目標都是期待以滿足在地老化的社會目的為主要目標。

另外，從第二節對於英國 Groundwork 工作模式的功能介紹中，也會發現如果共生社區照顧模式，是一個根基於 Groundwork 工作模式所發展而來的方法，那推動共生社區照顧模式的過程中，每一個主導的中介組織，就必須要進一步從 Groundwork 工作模式去檢視組織自身的工作內容，是否有滿足社群培力、教育行動（包含專業教育與公民教育）、網絡鏈結、夥伴關係經營、信任關係建立等這幾項內容。當然，如果我們從這樣的發展脈絡回去檢視共生社區的中介組織，就會發現這樣的工作內容，需要的是一個以滿足社會目的為主的中介組織，才有可推動前述的工作內容，否則許多工作內容都不是政府政策內容，也無法建立起商業模式，所以很難作為其他兩種型態的中介組織，所要推動的工作內容。

回到表 2-1，以「社會目的為導向」的中介組織，在建構共生社區照顧模式的過程，會有不同的組織型態出現，而在實際的推動經驗中，也確實有許多案例可提供參考。

（一）以社會企業為主的組織型態

典型的案例就是彰化縣埔鹽鄉的大有社區，該社區原本是希望透過社區產業發展的過程，來幫助社區募集推動福利服務的自主財源，後來進一步發展到期待社區內的產業能夠提供社區年輕人的就業機會，創造社區內青銀共創的共生社區生活模式，所以進一步成立「金碳社會企業有限公司」作為社區提供年輕世代，共同投入社區產業服務，建構共生社區照顧模式的主要組織型態。大有社區則是在單一社區內，以多種組織型態來建構共生社區照顧模式的典型案例，將社區發展協會、社會企業公司定位出不同組織在社區的角色功能，並且相互連結合作，建構在地化的共生社區照顧模式。

（二）以非營利組織為主的組織型態

此型態的典型案例就是位在南投縣埔里鎮的菩提長青村，該社區是在921 地震後成立，從原本以臨時安置長輩到後來發展為「老有所用」的永

續照顧模式。菩提長青村長期以來都是以「南投縣長青老人服務協會」的社團法人組織為主要營運核心，雖然有社區產業的發展，但二十多年來，並未將社區產業部分轉型成立合作社或是社會企業，而是繼續保留以非營利組織方式來發展，主要的核心關鍵是在於「南投縣長青老人服務協會」認為經濟只是獲取社區照顧成本的手段之一，不是社區最主要的發展方向，所以以小規模的樣態來發展，主要則是將組織的目標放在社會目的上。

（三）以社會經濟組織為主的組織型態

　　此類型的組織型態，是多數推動共生社區照顧模式的中介組織所會選擇使用的組織型態。主要是因為許多農村地區的社區組織，只要有在推動社區工作的事務，多數社區組織都會發展出其自身的社區產業，而這些社區產業的發展，主要目的就是希望能夠獲取組織的自有財源，但這類組織多數則是停留在社區產業的型態，而沒有進展到轉型為社會企業的組織型態。這類型的典型案例有許多，如臺中和平鄉的原住民深耕德瑪汶協會、南投縣埔里鎮的珠仔山社區與籃城社區等組織。

（四）以合作經濟為主的合作社組織型態

　　此類型組織型態，會以合作社作為推動共生社區的組織型態，主要是這類型的中介組織，其關注的是如何透過推動共生社區過程，形成社區內的產業化與就業可能，並以合作社的方式，將願意參與的社區居民都納為社員。此組織型態主要是希望藉由推動共生社區的模式，來改善社區民眾自身家庭經濟環境。此型態的典型案例就是臺中和平鄉的伯拉罕共生照顧勞動合作社。

（五）以社群經濟組織為主的組織型態

　　此種類型的組織型態，主要是在區域內有一個特定的組織，作為發起推動共生社區照顧模式的主要組織，並藉由此一主要組織於區域內的擾動與培力，讓在地更多組織共同參與在共生社區照顧模式中，並且引導每

個參與的組織，能夠在此一模式裡發展出適合組織自身的服務內容，建構起每一個在地區域推動共生社區照顧模式的治理網絡。此一模式的型態，較為接近英國的 Groundwork 工作模式，因為此一型態需要進行很多社區營造的工作，透過教育行動以培力更多在地的組織一起加入行動。此類型的典型案例就是臺東東河鄉的都蘭診所，以及位在南投縣埔里鎮由暨南大學、愚人之友基金會與埔里基督教醫院共同建立的「厚熊笑狗長照生活創新產業」的共生社區體系。

從前述不同組織型態的模式中，可以發現建構共生社區照顧模式的中介組織型態相當多元，就看每一個地區推動過程中，如何於在地的社會環境脈絡中，找到最合適當地的發展模式，但唯一沒有差異的共同點，就是推動共生社區照顧模式的中介組織，都是「以社會目的為導向」的中介組織為主，只是因為組織發展目的與方向不同，而會建構出不同組織型態的中介組織而已。

第五節　中介組織所能產生的效應

如同前面文中所提到的，建構共生社區照顧模式所需要的中介組織，主要是「以社會目的導向」為主的組織類型。而在這類型的組織型態中，則包含了多元類型的組織型態，就看不同區域對於建立共生社區照顧模式的社會背景脈絡，來看每一個中介組織適合採取何種組織型態來推動。

從英國 Groundwork 工作模式的內涵中，可以看到其實中介組織在推動社區工作的過程中，需要扮演的角色功能很多元，而最重要的是如何透過教育學習的過程，培養在地有意願參與行動的組織，能夠一起建立起參與行動的能力。同時，也因為我們現階段所面對的社會問題非常多元，而且許多面臨的問題，可能是人類社會從來沒有遇到過的問題，對於社區工作來說，中介組織所需要的是學習如何與在地組織共同解決問題的能力，而不單只是學習別人解決問題模式而已。因此，中介組織運用 Groundwork 工作模式在區域內，與在地社群組織共同解決高齡社會的議

題，就顯得格外重要。

　　如果每一個有意推動共生社區照顧模式的中介組織，能夠運用 Groundwork 工作模式來推動社區工作的話，將會為在地帶來不同於以往的風貌，甚至可能因為教育學習的培力過程，而重新改變地方的公民社會能量，建構出更具有解決與應對問題能力的在地公民社會力量。如果我們從 Groundwork 工作模式的幾項重要角色功能來檢視的話，會發現透過此模式所建立的社區工作方法，會為在地帶來以下幾項的改變效應。

（一） 更加關注在地需求的社區培力方法

　　推動社區工作時，我們都會在意如何讓社區養成自己解決問題的能力，但也因為政府政策方案長期的介入過程，許多培力社區的方法，都失去了站在社區的需求角度來思考，而是由上而下的從政策設計端直接設定社區所需要解決的問題，而喪失了社區培力的真正目的。因此，如果中介組織能夠運用 Groundwork 工作模式，將能夠發展出更加貼近在地社區需求的培力方法，針對社區自己所面臨的問題，來設計教育的培力方案，增強社區對於遇到問題時解決問題的能力，而這樣的培力方案設計對社區來說也才具有實在性的意義。

（二） 培植公民的教育行動

　　Groundwork 工作模式很著重公民教育的過程，正因為此方法是根植在地方的社會脈絡中，所以非常在意草根性的自發力量，也唯有激發在地公民意識的崛起，地方才能夠培養出自己解決問題的能力。現行我們所面臨的許多社會問題，可能都是過往人類社會中從未面臨的經驗，所以透過公民教育的行動，能夠培養民眾學習認識新問題的基本知識，並進而共同找尋方法來解決新問題，而這也正是共生社區照顧模式所關心的重點。因為高齡社會的問題是過去人類社會所沒有遇過的問題，如何透過公民教育的行動過程，讓生活在社區內的不同群體，都能夠學習到解決此一新型態問題的能力，進而提升社區共同因應高齡社會議題的能力。

三　跨專業的網絡鏈結

　　過去我們因為長期被市場經濟社會所影響，所以處理問題的解決方法，都會過度的從單一專業的角度來思考，但是 Groundwork 工作模式的運用，讓我們能夠重新翻轉思考解決問題的方法，回到需求者的身上來重新思考問題，而這樣的思維翻轉，就會發現其實生活在社區內的需求者，他所需要被解決的問題不會只是單一的專業就能夠滿足，而是需要有不同的專業服務才能夠讓需求者獲得問題的解決。也會因為這樣的過程，讓中介組織發現需要連結不同的專業，建立起跨專業合作的資源網絡，才能夠協助需求者的問題被妥善的解決。所以運用此工作方式後，也會帶來單一專業本位主義思考的翻轉，而讓各區域內因為有中介組織的角色，而形成區域內跨專業組織之間合作的網絡鏈結型態出現。

四　夥伴關係的經營

　　中介組織因為關注在地需求者所需要被滿足的需求與解決的問題，所以需要連結各種不同的跨專業組織，共同建立起解決問題的跨專業網絡，但是在地的組織並非知道他所需要扮演的角色，以及他需要提供什麼樣的資源或服務，所以中介組織必須要積極的經營與其他組織間的夥伴關係，透過引導在地組織適當的提供他所擁有的資源，協助在地組織重新設計服務，投入到地方共同參與解決在地高齡化的問題。中介組織必須透過這樣的方式來經營與其他組織間的夥伴關係，而這樣的夥伴關係經營，能夠更加強在地組織對於各項議題的基本認知能力，不僅讓在地組織能夠共同投入解決地方的問題，同時也能夠協助在地組織強化他認識問題與解決問題的能力，中介組織也將帶動地方組織的共同成長。

五　信任關係的維持

　　中介組織想要推動前面所提到的事情，就必須與各個能夠合作的地方組織形成好的合作關係，而這樣好的合作關係，就是中介組織必須要維持區域內的信任關係程度。如果區域內有好的信任關係，那人與人或組織與組織間的合作互動就會更加順暢，進而讓地方問題的解決也能夠更加容

易，因為能夠齊眾人之力來共同解決地方所遇到的問題。

中介組織在區域或是社區內，透過 Groundwork 工作模式，與地方社群組織共同建立共生社區照顧模式，不僅能夠產生地方自己解決高齡社會問題的服務，也能夠發展出基於在地需求、連結在地資源，所發展出的在地服務模式。此外，更能夠因為有不斷的教育培力過程，讓地方組織學習到因應新型態問題的能力，也會因為學習與共同解決問題的過程，形成區域或是社區內綿密的合作網絡，與地方良善的夥伴關係，建構出屬於在地的信任關係，而這樣的信任關係建立後，會產生每一個區域的社會資本，而信任關係越強，區域的社會資本存量也就越多，地方社會能夠解決地方問題的能力也就越強。

面對人類社會從來沒有遇過的高齡社會危機，區域或是社區內能夠有一個以社會目的為導向的中介組織，確實的發現地方高齡照顧的需求與問題，充分培力地方組織提供資源，重新設計解決需求的服務，進而能夠建立起地方綿密的高齡服務資源網絡，讓區域內的高齡者能夠獲得跨專業組織所提供服務，進而建構共生社區的照顧模式，實踐在地老化與尊嚴老化的理想老後生活目標。

第三章

關鍵策略二：
以使用者角度的需求調查

　　建構「共生社區照顧模式」之前，主要的推動者或是組織，必須要先有不同於以往提供服務時的基本觀念，過往因為受到市場經濟影響的關係，縱使是解決社會問題的社會福利體系，也是朝向以專業分工的科層化體制，來思考如何建構服務提供的模式，以專業為主要的服務建構基礎，從專業出發設計服務，再讓服務去滿足使用者的需求。而這樣的模式，進到使用者身上時，就會讓使用者覺得服務是片斷化、被切割的現象。我們回到一個需要被照顧的長輩身上來思考，因為專業主義的高度專業化分工，所以一個長輩所需要的照顧服務，可能會因為需要護理專業，而使用居家護理服務；需要生活照顧或家務服務，而使用居家服務；需要進行復健活動，而使用居家復健服務。但是如果我們從一位使用者的角度來思考，何嘗不會希望每一項服務能夠被整合，而不是使用者的被照顧生活，是由專業分工切割成不同時段的碎裂化服務。

　　仔細想一想，這也是為什麼長照服務一直被認為不好用，關鍵並不在於時數是否滿足使用者的需求，而是在於無法從使用者一天的生活需求來思考服務整合提供，以及照顧計畫的規劃設計。我們只要換一個角度思考，為何國人在遇到家人需要長照的被照顧服務時，優先選項會以選擇外籍移工，而不是政府的長照 2.0 服務，正是因為外籍移工所提供的服務，能夠關注到被照顧者本身的整體化需求，外籍移工所提供的服務，可能包含：居家服務、居家護理、居家復健等，甚至還有使用者本身所需要的生活照顧服務，而生活照顧服務包羅萬象；在長照 2.0 的居家服務項目中，許多生活照顧需求的服務可能是不包含在裡面的。

　　然而，在面臨全球化市場的快速擴張，過往我國主要的外籍移工來源國家，也因為國內的社會經濟快速發展，未來不一定需要往國外移動工作才能夠有好的工作條件與機會，很有可能在他們自己的國內就能夠獲得好的工作機會。所以，對於國人面臨家中有被照顧者的優先選項，可能在未來就會面臨找不到移工的挑戰。或許不用看那麼遠，從 2020 年開始，因為新冠肺炎疫情的肆虐，跨國之間的移動瞬間因為疫情關係的被迫停止，外籍移工的移動同樣也在這波疫情下被迫停止，這段時間臺灣有多少遇到家中有被照顧需求的家庭，迫切渴望疫情能夠減緩，放寬外籍移工的移動，否則家中的被照顧者需求始終無法得到適切的滿足。

　　縱使未來有全球化的因素，抑或現階段因為疫情的因素，許多家中

有照顧需求的家庭，僅能先轉往尋求長照 2.0 服務，來適度的分擔家中的照顧重擔，但若是國境間的移動短時間內無法解決，許多家庭無法在短時間內選擇外籍移工來解決家中的照顧需求時，我們該如何重新思考高齡者的生活或是照顧需求，如何透過在地資源的建構，來加以滿足並解決照顧需求家庭的問題。正如同筆者在前面所提及，因為受到市場經濟思維的影響，長照服務過度從專業主義的角度出發作為服務設計的主要思維時，服務的片斷化導致照顧需求家庭，必須要將需求也切割成片斷化的方式來被滿足，但在正式服務的服務規範內，還是有許多長輩或被照顧者的需求是無法被滿足的，這也正是德國、日本為何要建構共生社區照顧模式的關鍵。

第一節　量化與質化需求調查工具的運用

面對高齡者的照顧需求，無論是在醫療或是長照的領域中，總是可以看到從醫療、護理、心理專業所發展而出的評估工具，這些評估工具能夠協助我們透過指標的量測，來初步了解每一位高齡者所可能面臨的生理或是心理退化狀態，進而在醫療、護理或是心理的專業上，能夠藉由評估工具所提供的評斷基礎，來為每一位高齡者提供好的專業服務，診治或是預防高齡者的失能狀態。我們不否認評估工具可以為我們帶來對於高齡者基本狀態的評估與了解，但也因為評估工具的發展與設計，是從多數人的經驗中歸納所發展而成的評估工具，所以這些量化評估工具頂多僅能協助我們去了解高齡者所面臨的基礎問題，如生理機能退化、心理負面情緒、失智症程度等面向，透過量化的評估工具，能夠協助我們將每一位高齡者的生理、心理狀態，以量化數據分別進行不同健康程度的分級。

因為量化評估工具的特性，對於推動共生社區照顧模式的行動者來說，大多僅能夠透過這些評估工具，約略獲得區域或是社區內被照顧者的基本生理、心理狀態。換言之，透過量化評估工具，我們只能夠了解行動區域內高齡者目前的生心理健康狀態而已，而對於這些高齡者生活在社區內，所需要的相關照顧需求，並無法從量化評估工具得知。對於想要推動共生社區照顧模式的組織來說，以基本的量化數據獲得區域或社區照顧對

象的基本圖像，是組織開始進行需求調查前所需準備的工作，對於組織要展開行動的區域，透過量化工具或是相關數據，獲得會於區域被照顧對象的基本了解，而這個基本了解可以協助行動的組織作為設計往後需求調查的基礎。

　　如果量化評估工具只能夠協助我們了解需求者的基本圖像，那我們該如何進一步深入了解區域內需求者所需要的服務呢？透過質化工具的運用，來了解需求者的需求，就變成是推動組織第二階段所需要進行的工作。為什麼深度了解需求者背後的需求是一件重要的事情，這正是共生社區照顧模式所關心的重點。共生社區照顧模式推動的核心關鍵，是希望推動此模式的組織能夠連結在地資源，發展出政府資源所無法滿足的在地需求，也因為政府所發展的服務資源，多數都是以大部分需求者所需要的服務為主，也就是透過量化數據或是評估工具所獲得的需求資訊，來進行服務的設計，因此往往在社區中，政府所提供的服務資源，無法完整的滿足需求者本身的被照顧需求，這也是因為政府解決需求時的服務設計概念，主要是以專業主義角度出發的設計思維，從專業分工角度來說，就需要考量專業服務提供的成本效益問題。所以每一個社區內的需求，如果藉由專業來提供服務解決需求，就需要顧及社區內的需求規模是否能夠滿足提供服務者本身的成本效益考量，這也正是以市場經濟的服務提供者角度來作為服務設計的思維模式。

　　是以，本書一再強調的重點，若是要建構共生社區照顧模式，推動者必須要從社會設計的思維角度，來思考需求者本身所需要的服務，以及所待解決的問題，這也是不同於市場經濟思維的地方。因為這樣的服務設計模式，是希望能夠站在需求者本身的角度來思考，從使用者的角度來思考服務的設計。社會設計的提倡者們也認為，唯有如此才能夠真正了解需求者本身需要的是什麼，提供真正解決他們需求的服務，這樣不僅能夠解決需求者所面臨的各項社會問題，也能夠提供符合每一位需求者的客製化服務計畫。而這樣的服務設計思維，關注的並不是服務提供所要獲得的經濟效益，其所關注的是地方存在的問題與需求，能夠真正獲得解決。

　　Papanek 在 *Design for The Real Word* 一書中，提到社會設計的緣起是來自於，使用社會工作介入的方法作為社會設計的模式，而這樣的模式能夠將服務設計的原則從過去以市場為導向，轉而關注低收入或是特殊需

求的人群，像是高齡、不健康、失能等特殊需求的對象（Koskinen, 2016: 65）。社會設計所關注的正是以「人的需求」為主體思考，來協助被社會所排除的群體，設計出解決這個群體面臨困境的服務方案，而這也正是共生社區照顧模式所關注的核心價值。

　　筆者於前一章說明很多的英國 Groundwork 工作模式，在 1981 年代被柴契爾夫人運用在因應政府財政困境。構築夥伴合作機制的新型態國家系統，在社區層次建構推動「Groundwork 工作模式」的中介組織，作為在地社區多方合作的組織，此組織的重要課題和任務在於提供「人性化的服務」，從在地居民需求角度思考服務設計，提供有效、具體、可操作且具效率高的卓越人性化服務（李宜欣等譯，2019：51-56）。

　　是以，如果回歸到建構共生社區模式，重要的目的是要解決社區內每一個需求者的需求，推動的組織就必須具備理解社區主要需求者背後的真正問題，所以不能僅是用量化評估工具或基礎數據，來了解社區需求者的需求圖像而已；而是必須進一步運用質化的調查工具方法，來洞察分析社區內需求者需求背後的真正問題，並連結資源、發展服務，來解決各項社區內需求者所待解決的問題。簡言之，推動組織建構共生社區照顧模式時，必須要先運用量化評估工具與基礎數據，來了解社區的基本需求樣態，之後再運用質化的調查工具，深入洞察需求者背後的深度需求。所以推動組織必須要具備有運用量化與質化工具的能力，才能夠真正深入洞察社區需求者背後的深度需求。

第二節　如何運用好的工具「洞察」需求

　　中介組織如果要開始在社區內推動建構共生社區的行動時，必須優先能夠「洞察」了解社區內需求者的需求，之所以要「洞察」而非「觀察」，是因為中介組織需要看到社區內需求者需求背後的成因，而非僅是看到社區內需求者行為表象的表面需求，這是兩個不同層次的問題，這也是我們常聽到的「治標不治本」的概念，能夠洞察社區內需求者背後的需求成因，就是治本的概念。如果只針對社區內需求者所表現出的表象問題，這就是治標的概念。舉例來說，中介組織如果要處理社區內貧窮的問題，發

放救濟金給社區內的貧困者，那就是治標的概念，因為給予救助金只是解決其短暫的問題，中介組織無法有足夠的預算每個月固定支付貧困者救助金。但是如果把中介組織的預算資源，放在協助貧困者建立發展自己營生工具的能力上，中介組織是在協助貧困者建立自力營生的能力，透過貧困者自力營生來賺取金錢，改善自身的貧困問題。因此，對於中介組織來說，優先發現社區內需求者的需求成因，是中介組織作為發展後續共生社區照顧模式很重要的基礎。

中介組織要「洞察」社區內需求者的需求成因，筆者將工具歸類為「問題探索階段」與「問題聚焦階段」兩部分，來說明中介組織可以運用哪些工具，進行社區內需求者的調查。

（一） 問題探索階段的洞察工具

此階段所使用的工具，讓中介組織能夠優先廣泛的蒐集相關訊息，透過同理、洞察的方式，從需求者的身上去了解需求者所身處的脈絡情境與問題，進而作為後續階段的行動基礎。

（一）換位思考—AEIOU

AEIOU 是設計思考中常被運用的工具，透過活動（Activity）、環境（Environment）、互動（Interaction）、物件（Objects）、使用者（User）五個面向，讓中介組織在運用此工具時，能夠從不同面向去檢視與思考社區內需求者所面臨的生活情境與社會脈絡。此工具是希望藉由不同面向的盤點與思考，帶領中介組織能夠進入使用者或是社區內需求者所身處的情境中，發現其在不同面向中可能產生的行為，或是身處的社會環境脈絡，進而讓中介組織能夠進一步的具有同理心，來設計出真正能夠解決社區內需求者需求的服務方案。

表 3-1　換位思考—AEIOU

活動 / Activity	• 案主日常生活中會因為所面臨的問題發生什麼事？ • 案主遇到問題時，可能有哪些利害關係人能夠幫忙？或是會影響到哪些利害關係人？ • 案主身邊所身處的利害關係人，於案主的生活中各自扮演的角色是什麼？ • 利害關係人在協助案主解決問題時，會執行哪些活動？ • 前述的活動介入前後，案主遇到的問題改變的狀況如何？
環境 / Environment	• 案主本身所身處的環境看起來如何？ • 案主所身處的空間中是否具有哪些文化因素、社會因素、人際互動因素，會影響案主本身的生活？
互動 / Interaction	• 案主與各個不同利害關係人間是如何進行互動？ • 有無任何媒介，連結案主與利害關係人間的互動嗎？ • 案主是如何與社區內其他的民眾互動？ • 解決案主問題的服務，需要有哪些資源？
物件 / Objects	• 組織想要協助案主解決問題，在服務提供過程需要用到哪些資源？ • 前述所需要的資源中，在社區內有誰具有提供資源的能力？需要什麼條件才願意提供資源？
使用者 / User	• 中介組織所提供的服務方案，對象是誰？ • 服務方案的對象具備什麼需求？ • 服務方案的對象是如何知道自己有服務需求？

資料來源：彙整自趙慧芬等譯，2012：10。

備註：使用者可以運用此表格，回答每一項的問題來理解個案的主要需求。

（二）換位思考—同理心地圖

　　如同 AEIOU 的工具一樣，同理心地圖的工具也是運用在協助中介組織，能夠從個案的不同面向，理解個案所身處的環境、文化、社會脈絡，試著了解個案本身的最深層感受，再進而以同理心的方式，思考中介組織要如何協助個案來解決他所面臨的問題。無論是運用 AEIOU 或是同理心地圖，又或者中介組織對於每一個個案問題，兩種工具都使用，目的都是

在於期待中介組織能夠藉由換位思考的方式，更貼切的站在個案的需求來思考個案所身處的環境，以及個案在現行環境中所可能遇到的問題。同理心地圖分別從：思考和感覺、聽聞、觀看、言行等四個面向來同理個案的情境，並進一步針對個案本身所遇到的問題，以及個案期待問題將如何獲得改善，來進階思考與洞察個案可能真正所需要解決的問題與需求。

表 3-2　換位思考－同理心地圖

思考和感覺	聽聞	觀看	言行
• 案主因為什麼問題感到憂慮？ • 案主希望改變什麼問題？	• 案主平時互動的對象有哪些？ • 誰與案主的關係最為密切？	• 案主生活的環境為何？ • 案主的家庭生活狀況為何？ • 案主的工作狀況環境為何？	• 案主因為遇到問題而有什麼行為表現出現？ • 案主因為遇到問題，而導致出現什麼態度？ • 案主如何應對所面對到的問題？
痛點		優勢	
• 為案主帶來困擾的最關鍵需求或問題是什麼？		• 案主期待未來可以如何改善遇到的問題？	

（三）案主基本維度圖

　　大數據分析是近年很多資料科學的顯學，對於很多社會現象與社會問題的分析，都會期待有大量數據的資料庫，來進行大數據分析，以了解社會現象或是社會問題的面貌。但如同筆者在本章第一節內容中所提到的，量化的大數據能夠幫助我們去看到整個現象或問題的樣貌，但是現象或問題為什麼會出現，就不是大數據所能夠回答的問題。

　　因此，為了能夠進一步了解社會現象或問題背後更深層的成因，從人類學角度出發的宋世祥老師，於 2020 年出版的《厚數據的創新課》一書中，就明確告訴我們，大數據確實有助於我們理解整體社會現象與問題的趨勢，但如果我們要進一步了解現象與問題的成因，就需要用「厚數據」的概念，挖掘現象與問題背後的相關資訊，提供我們對於社會現象與問題背後成因的了解。筆者也從該書中所提到的人類學方法，進行厚數據挖掘

工具的調整，調整為適合推動共生社區照顧模式，所使用的厚數據蒐集方法。

　　對於厚數據的資料蒐集，宋世祥老師提出了「使用者基本維度圖」（筆者運用此概念修正為案主基本維度圖，見表 3-3）的厚數據蒐集工具，此工具能夠協助中介組織在理解社區內問題的初期，針對研究對象與其問題做基本的資料釐清，主要目的是希望讓中介組織能夠更加理解案主本身所遇到的問題與現況，這樣的工具方法使用，是基於人類學的「全貌觀」立場，希望將使用者（或是案主）放回到一個比較大的脈絡之中來描述，這樣的方法將有助於我們更進一步了解案主在社會脈絡中所遇到的問題，與待解決的需求。對於厚數據的蒐集方法與技巧，宋世祥老師也進一步做了說明與提示，筆者將厚數據資料蒐集時所需關注的技巧與能力，彙整於表 3-4 中。

表 3-3　案主基本維度圖

案主基本資料	案主行為特徵
問題與需求	
文化觀念行為與社會組織	物質文化與技術條件
基本描述	基本描述
洞察與問題	洞察與問題

生物特徵與環境條件	語言習慣與相關語彙
基本描述	基本描述
洞察與問題	洞察與問題

資料來源：修改自宋世祥，2020：248-252。

表 3-4　案主基本維度圖的使用說明

		有效的案主厚數據判斷標準		
特徵	• 以人為本 • 真實情境的脈絡 • 重新定義問題		工作者是否以「服務創新」為目標蒐集案主的厚數據	社會工作者的目的要以「提供解決問題的創新服務」與「解決真實問題」為導向，而非研究為導向。
蒐集工具	• 主要研究方法：人類學的民族誌田野調查法 • 其他研究法：焦點團體法、脈絡調查法、文化探針法、身體地圖、共同設計工作法		蒐集到的厚數據是有助於釐清「創新問題中人的重要性」	厚數據以案主為本，蒐集到的資料應要能協助工作者對於創新挑戰中「人的因素」有更深刻的理解，進而產生更好的創新解決方法。
蒐集技巧	• 做一個好的轉譯者 • 捕捉案主的語言與觀念 • 從陌生人變成自己人（同理） • 掌握全貌觀，捕捉脈絡化的議題（洞察） • 習以不為常，理所不當然（跳脫既有服務思維）		蒐集到的厚數據是否有一個以上的視角來創造數據背後的「厚度」	厚數據的蒐集應避免只使用一種研究方法，而是要儘量用多種方法來幫助自己對於創新問題中的「人」，有更加立體的認識。

| 十個視角 | ・看見人，爲了人
・看見人的底色
・看見不同的人
・看見不同人的眼中世界
・看見人群背後的運作機制
・看見人的物質條件與文化模式
・看見場景裡的角色與劇本
・看見脈絡，與作出一連串行動與決定的人
・看見自己思想的侷限與創意的可能
・看見跨領域專業工作者如何合作、解決問題 | 蒐集到的厚數據是否能清楚還原案主的生活、問題與想法 | 厚數據的蒐集者應該要蒐集到「眞實的」資料，並以此對於創新挑戰中當事人的生活細節、行動與想法等面向有清楚的掌握。 |
| | | 蒐集到的厚數據是否能夠產生足夠的「洞察」，來解決創新服務所碰上的難題。 | 能產出足以協助重新定義問題或解決問題的洞察結果，是厚數據研究的重要價值。
如果無法產生有效的洞察，厚數據研究者應該要檢討自己的工具或是假設是否需要修正。 |

資料來源：彙整自宋世祥，2020：248-252。

二　問題聚焦階段的洞察工具

　　中介組織運用相關工具針對社區內需求者進行相關基本資訊蒐集後，中介組織如何將蒐集到的大量厚數據，開始聚焦出中介組織有用的數據內容，就需要進一步的運用問題聚焦階段的洞察工具。

（一）六何問題法

　　六何問題法是一個常見被運用的工具，透過何事（What）、何人（Who）、何故（Why）、何地（Where）、何時（When）、如何（How）六個面向，來引導中介組織能夠分析前一階段所蒐集到的資訊，進一步系統化的歸納中介組織於前一階段所蒐集到的厚數據。使用此方法的重要目的，是幫助中介組織進一步聚焦在社區場域中需求者所遇到的問題，讓中介組織進行後續方案設計時，能夠從厚數據的大量資料中，找出一個最核心的關鍵問題。

🖊 表 3-5　六何問題法

何事	何人	何故	何地	何時	如何
問題／需求爲何？	涉及到的利害關係人有哪些？	這個問題爲什麼對案主來說是重要的？	問題發生在何處？	問題從什麼時候開始？	如何把案主的問題變成改變的機會？
我們想要了解什麼問題？	案主的問題會影響到哪些人？	是什麼原因造成這個問題的發生？	有哪些組織幫忙解決過這個問題？	案主期待何時能夠解決問題？	問題可以怎麼解決？服務方案可以有哪些？
我們認爲案主遇到的問題是什麼？	案主遇到需要抉擇的時候，誰幫忙做決定？	爲什麼問題一直無法解決？	有無其他類似案主問題的個案？	服務要從什麼時候介入比較妥當？	過去是否有嘗試過解決問題？嘗試過哪些方法？

（二）水平、垂直交叉法

　　對於中介組織所蒐集到的厚數據，從前述的六何問題法，進一步聚焦出中介組織在社區內所欲解決的主要問題後，中介組織需要再運用「水平、垂直交叉法」的方式，來進行主要問題的進一步探討，運用此方法的主要目的是希望能夠加深中介組織，對於主要問題認知的廣度與深度，進一步洞察出主要問題背後的可能成因，來進一步作爲後續行動方案解決的方法。

問題	範例
1. 寫出想探討的問題	長輩不喜歡到社區據點參加課程。
2. 找出一項指標，這項指標可以說明發生什麼事？	社區據點課程過於童稚化，長輩覺得像是在幼兒園上課。
3. 爲什麼這件事情會發生？	據點課程沒有專業化的規劃。

問題	範例
4.根據想到的原因再問一次爲什麼？	進一步思考：爲什麼據點課程沒有專業化的規劃？ (1) 因爲政府沒有政策在推動。 (2) 因爲沒有專業的組織機構推動相關專業化的培訓課程。
5.根據你想到的上一個爲什麼的答案（可以選擇其中一兩個），再問一次爲什麼？	根據上面的問題 (1) 再思考：爲什麼政府沒有政策在推動？ A1 因爲政府期待在地老化應該要由社區志工來擔任社區課程的師資。 A2 社區沒有將專業化師資培育的需求反應給政府單位。 根據上面的問題 (2) 再思考：爲什麼沒有專業的組織機構推動相關專業化的培訓課程？ B1 因爲許多機構都是跟著政府的政策走，政府沒有政策，機構就不會辦理。 B2 機構對於社區端的需求也不熟悉，所以無法得知社區端有此需求。
6.再根據你想到的上一個爲什麼的答案（再選擇其中一兩個），繼續問爲什麼？	根據上面 A1 答案追問： a 社區志工沒有專業背景可以幫長輩上課。 b 社區認爲現階段志工簡單引導課程就足夠。 根據上面 B1 答案追問： c 許多機構的主要財源來自政府政策。 d 政府沒有政策引導，機構會認爲不是迫切需要解決的問題。
7.最後，根據上一個爲什麼的答案，再問一次爲什麼？	根據上面的 a 答案，再問： 因爲志工的背景多元，不一定有高齡教育的專業基礎。 根據上面的 d 答案，再問： 機構認爲承攬政府服務可爲機構帶來穩定財源，因此就無多餘力氣做政府政策以外的事務。

第三節　實地觀察與定義問題的方法

　　建構共生社區照顧模式的中介組織，對於組織所要投入的社區基礎資料完成盤點了解後，中介組織就需要接續運用質化的方法，進一步調查社區內需求者及相關利害關係組織，對於中介組織建構共生社區照顧模式時，期待於此模式中所需要解決的問題或是需求，進行實地觀察與定義問題的階段。因此，中介組織優先需要先界定出，在建構模式的行動過程中，所可能涉及到的利害關係人有哪些？進行利害關係人界定時，可運用「利害關係人分析圖」來進一步幫助中介組織釐清行動過程，會需要哪些利害關係人的協助？

　　「利害關係人分析圖」有助於用視覺化的方式，將服務方案設計過程中所可能涉及到的組織、人、資源連結起來，並且以使用者為核心，來進行服務方案的設計（趙慧芬等譯，2012：166）。在服務設計的發展過程中，最重要的工作是找出哪些人、哪些組織可能與服務方案有關，中介組織能夠運用圖示的視覺化方式，進一步分析在建構共生社區照顧模式過程中，所可能涉及到的利害關係人，並進而分析每一個利害關係人可能在此模式中扮演的角色。

　　筆者以自身參與建構的南投縣埔里鎮「厚熊笑狗長照創新體系」為例，來說明筆者如何運用「利害關係人分析圖」，以進行此案例推動的利害關係人定位。以此案例來說，中介組織建構此模式主要的對象，是希望解決「鄉村地區健康、亞健康長輩的照顧問題」。因為鄉村地區青年人口快速外移，許多農村社區中僅剩下長輩獨居或是與配偶一同居住在老宅中，如何協助這些農村社區中的長輩，能夠照顧其健康，成為筆者當時建構此中介組織的重要目的。在此模式中，「利害關係人分析圖」如圖3-1的樣貌呈現。

　　在「厚熊笑狗長照創新體系」此一案例中，其主要的使用者為居住在農村社區的長輩，而這些長輩獨居或是與配偶居住在農村中，需要的是在地的照顧資源，來協助提供這些農村社區長輩基本的生活照顧服務，因此，在此案例中，可能涉及的利害關係人就包含：1.社區：理事長、總幹事、社區志工等對象；2.專業機構：長照服務的A單位、區域醫院、在地基層診所等組織單位；3.政府：在地公所；4.學校：在地大學的角

色。此案例中所涉及的利害關係人包含以上幾個類別，而中介組織在此案例中，將利害關係人界定清楚後，後續就是要進行不同利害關係人間的對話，以了解不同利害關係人角色，在此模式中所能夠扮演的角色。

社區高齡照顧能力

照顧資源整合＋服務再設計＋在地人力資源培育

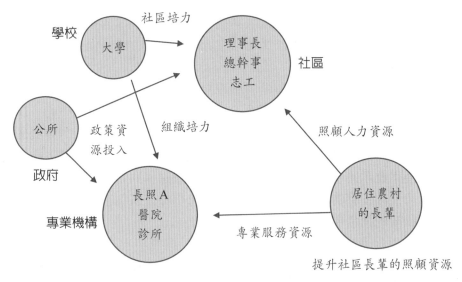

✑ 圖 3-1　南投縣埔里鎮「厚熊笑狗長照創新體系」的「利害關係人分析圖」

中介組織界定完成利害關係人後，進一步則是需要採用其他的調查方法工具，來進行社區需求者的深度需求調查，並了解各個利害關係人對於參與建構共生社區照顧模式的想法。因此，於此階段中介組織將可視其所進行的行動程度，來選擇適合其使用的調查工具。筆者針對可運用的調查工具，分別說明如下：

（一）深度訪談法

此方法是一種基本的質化調查研究方法，透過與利害關係人的面對面接觸，設計中介組織所想要了解的問題大綱，向利害關係人蒐集第一手的

組織想法、個人經驗、意見、態度與感覺。此方法是一般常見的調查研究方法，中介組織可於不同階段操作使用，最重要的是中介組織能夠於每次進行訪談前，都能夠設定出每一次所要訪談的大綱，以協助中介組織能夠進行有結構性的訪談，蒐集對於中介組織推動方案有益的資訊。

二　焦點團體法

此方法則是設定出一群中介組織所要訪談的對象，運用有經驗的主持人，在焦點團體進行的過程中，能夠帶出中介組織所關切的問題，並且能夠適當的運用引導技巧，讓參與的組織在焦點團體訪談的過程中，相互激盪出對於議題的看法與意見。

三　脈絡訪查法

脈絡訪查法是結合了深度訪談法的一種調查方法，不同於深度訪談法，脈絡訪查法需要訪問者直接進入受訪者或受訪組織的日常生活環境中，不僅透過深度訪談法蒐集相關資訊，也能夠讓訪談者在訪談過程中實地觀察受訪者所身處的環境與社會脈絡，再與深度訪談所蒐集到的資料進行相互檢證。

四　情境故事法

此種方法可以讓中介組織站在不同利害關係人的角度，從不同組織的角色來思考服務方案可能的參與角色，以及不同組織對於所欲解決的問題，可能提供的資源及服務在設計的內容。此方法能夠讓中介組織站在不同組織的立場思考，有利於中介組織協助利害關係人組織且進行方案參與角色的設計。

五　參與觀察法

此方法是一種沉浸式的民族誌研究方法，中介組織的參與者，透過實際參與在被觀察對象的生活與社會脈絡中，進行各項活動、脈絡或次文化的參與來了解情況與各種行為，過程中代表中介組織的參與者是以中立觀

察的角色進入場域中。

（六）參與式行動研究法

此種研究方法對於中介組織來說，屬於行動方案推行的階段所採用的方法，因為中介組織在行動過程中，可能會持續發現社區內發生的新興議題需要解決，中介組織便可以透過此種方法，不斷地在行動中持續修正組織的方案，以設計出符合在地需求的服務，並能夠解決中介組織所設定的社區議題。此方法多用在創新服務的方案設計與推動上，對於共生社區照顧模式來說，確立社區待解決的問題與需求後，通常都會運用此方法進行後續解決方案的設計與推動。

以上筆者所彙整的六種質性調查工具方法，只是筆者從自身行動經驗中，所挑選出的幾個在建構共生社區照顧模式時，適合中介組織加以運用的調查工具。每一種調查工具都有其特色與適合的運用時機，最為基礎的就屬深度訪談法與焦點團體座談法，透過訪談技巧的運用，去挖掘受訪者的想法與態度。脈絡訪查法與情境故事法，則是希望中介組織能夠更加了解不同利害關係人的角色與功能，並讓中介組織以換位思考的方式，從各個不同的組織角度，去思考每一個組織在社區議題中所能夠扮演的角色，進而協助各個組織設計出他們所能夠參與的服務內容。參與觀察法與參與式行動研究法兩種方法，則是中介組織進入到建構方案的過程時，所運用的方法。中介組織對於社區內所要解決的問題具有明確的意識，並且也能夠連結不同利害關係人一同參與，而運用這兩種方法的目的，就是要讓中介組織能夠在行動的過程中，不斷的修正調整出適合的服務內容，發展真正貼近社區需求的解決方案。因此，中介組織在建構共生社區照顧模式的過程中，需要在不同階段檢視其所需的資訊，再運用不同的調查工具進行相關資訊的蒐集。

第四節　以使用者角度了解需求的行動步驟

　　建構共生社區照顧模式的過程，就是一個社會設計的過程。在這個概念下，對於社區內需求者的真實需求了解，就顯得相當重要，因為社會設計是一個強調以「使用者角度」了解問題與設計方案的工作方法，所以中介組織想要透過此方法於社區中建構跨組織資源連結的服務模式，就必須要能夠精確的掌握使用者的需求是什麼，這些需求社區內有哪些組織、資源，是可以對應發展出相關服務來解決。不僅需要對於社區內的需求者進行需求洞察外，同時，在連結社區內各個組織的資源，一起投入建構共生社區服務時，也需要站在這些組織的立場思考，洞察影響這些組織參與投入服務的關鍵是什麼，如何引導與協助這些組織進行服務的設計，來滿足社區內需求者的需求，就是中介組織扮演的重要角色。

　　社區是常民生活的區域，而面對現行臺灣社區治理的困境，透過社會設計將原本的治理結構帶往後現代的治理結構中，並造成組織或是社群間的連帶變化（Chen et al., 2015: 3），進而轉而重視「人的需求」的社區治理結構，是將社會設計思維融入社區工作技巧中的重要策略，也是本書一再強調建構共生社區照顧模式的重要性。從前述筆者所介紹洞察需求的工具中，可以發現洞察需求是一個極度需要富有「設計思考（Design Thinking）」思維的過程，因為唯有如此才能夠了解到社區內需求者本身真正的需求，也才能夠針對其真正的需求，發展出相對應的解決方案，而這樣的解決方案是希望能夠被這些需求者認為是有用的、好用的，所以運用設計思考，站在使用者的角度來思考、洞察需求是一件很重要的事情。

　　運用設計思考的方式來洞察使用者需求時，需要關注到這是一個週期的循環，能夠帶領中介組織回應使用者需求的循環，在這過程中必須要歷經圖 3-2 的週期。

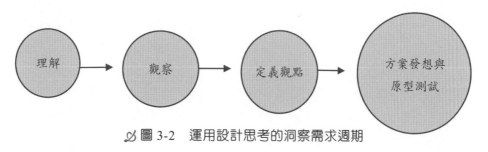

理解　→　觀察　→　定義觀點　→　方案發想與原型測試

☆圖 3-2　運用設計思考的洞察需求週期

　　本章前述的各項工具，都是在提供中介組織能夠理解、觀察，以及定義觀點的工具運用，幫助中介組織能夠在定義觀點前的階段，確切的掌握與了解社區內需求者的真實問題。本章於第二節中所介紹的設計思考相關工具，主要是運用在理解的階段，中介組織能夠運用前述的相關工具，進行使用者的問題與需求的蒐集，也就是大量蒐集厚數據的階段，以多元化、深入的蒐集社區內需求者的情境與需求內涵。

　　中介組織理解社區內需求者的問題後，就會開始進入聚焦需求的階段，然後依據聚焦的需求，進入實務場域中進行觀察，透過本章第三節所介紹的方法，深入實務場域中進行觀察，了解中介組織所聚焦的需求，於實務場域中各個利害關係人的認知，以及了解各個利害關係人未來能夠參與投入共同解決社區需求的程度。再者，中介組織觀察確認重要課題後，就會開始定義中介組織所要解決的社區需求，並且將社區需求進一步分析，釐清需求出現的成因，且能夠運用哪些資源來加以對應解決；同時，中介組織也必須要站在利害關係人的角度思考，了解利害關係人在此項社區需求中，能夠投入哪些資源，或是如何進行服務設計來解決需求，引導在地社群組織運用其資源，對應社區關鍵需求，重新進行服務設計。

　　最後，中介組織完成定義觀點後，就會開始進入服務的設計流程，將服務方案設計完成後就會進入測試，或是服務校準的階段，以確保從使用者需求的角度所設計出的服務，是真的能夠貼近使用者的需求，成為真正能夠解決社區關鍵需求的服務方案。而服務方案的設計上，比起洞察問題階段，中介組織需要關注更多的設計準則，筆者於後面幾章的內容中，將分別說明服務方案設計過程，需要運用哪些原則，來確保共生社區照顧模式的方案設計，真的能夠變成解決社區問題的好方案。

第四章

關鍵策略三：
融入公民參與的操作方法

　　許多探討運用社會設計方法的個案經驗與文章中，都會看到運用此方法的組織會關心三個重要的元素，分別是：共同創造價值、參與式設計、創新解決方法等（Chen et al., 2015: 2）。運用社會設計來解決社會議題的組織，必定要關注前面三個操作的核心元素，因為當代社會面臨許多複雜的議題，許多議題並非由過去的經驗就能夠解決問題，而是必須要優先透過「價值共創（value co-creation）」的方式，來凝聚與各項議題有關的利害關係人，與其發展出信任關係，進而能夠對於要解決的議題、服務設計過程，以及服務方式產生共識，從而發展出解決社會議題的創新方法（Yang et al., 2016: 21-23）。前述所提到運用社會設計的方法來解決社會議題時，使用的組織就需要關注利害關係人的共同參與，亦即需要充分運用「公民參與」的方式，讓利害關係人在服務方案的設計過程中，就能夠共同參與設計，共同產生解決新興問題的方法。

　　而社會設計所創造出的影響力，不僅聚集了在地的多元利害關係人參與在其中，更重要的是提供了不同階段的價值目標，讓參與的利害關係人有責任去完成目標，在過程中鼓勵相互間的學習（Pawar et al., 2015: 74），並重新改變治理結構中的社會關係（Gerometta et al., 2005: 2007）。因此，推動社會設計思維的首要步驟，是透過前一章所介紹的工具，優先將利害關係人界定清楚，並且釐清每一位利害關係人，在解決社會議題的行動中所能扮演的角色，透過公民參與的方法，讓利害關係人能夠參與在議題解決過程的每一個階段。從一開始的共同尋求所欲解決之社會議題的價值共識，到後續的服務方案行動開展，推動的組織都需要充分運用公民參與的方法，創造利害關係人於不同行動階段的參與角色，深化利害關係人於參與解決社會議題的角色。

　　中介組織在建構共生社區照顧模式的過程中，因為必須連結在地資源來共同發展服務方案，這也使得中介組織在進入社區初期時，除了要洞察社區需求者的真正需求外，也必須評估與界定出社區內有哪些資源組織，是中介組織在建構共生社區照顧模式的過程中，所能夠進一步合作的組織，並且從場域關鍵議題界定時，就必須要運用公民參與的方法，讓這些被中介組織認為能夠共同參與的利害關係人，一同參與在場域議題的界定過程，以加深利害關係人對於解決場域內社會議題的認同感，進而共同與中介組織創造出解決社會議題的共享價值，再到服務方案的發展與行動，

形成根植於在地的議題網絡，以利共同建構共生社區照顧模式。

第一節　「參與式設計」：一個將公民參與運用於服務設計的方法

參與式設計的核心概念是一種以人為中心的設計手法，提倡使用者與利害關係人共同參與在服務或商品的設計過程中，而這樣的設計概念，則是充分地將公民參與的概念實踐於服務或商品的設計過程。因此，要理解參與式設計的使用方法與操作概念前，我們必須要先理解公民參與的基本概念。

（一）公民參與是什麼？

公民參與的概念可以追溯到「審議式民主（Deliberation Democracy）」的概念基礎，其主要的概念就是希望在進行決策制定前，能夠讓利害關係人都能充分的參與討論決策，而不僅是透過多數決的方式來進行決策。換言之，就是期待任何事物在決定之前，能夠進行有價值的討論過程。會提出審議式民主的概念，主要是源自於民眾長年以來對民主程序失去信心，代議制民主的實施，代議士無法充分反映民眾的聲音，讓民眾認為民主不甚可靠，對代議制民主感到失望。但民主又是現代化國家認為比較好的政府體制選擇，但是要如何克服代議制民主失靈的問題，就是審議式民主被提出的重要背景。

審議式民主的核心理念在於促進公民理性（reason-giving），帶領公民能夠反思（reflective）公共議題，討論並思索公共議題的解決方案，相信理性選擇在擴大資訊基礎與公共討論後，可以做出較好的、一致的決定。審議式民主的倡議者認為，審議式的公民參與，可以強化一般民眾對公共事務的了解，提高民眾參與公共政策的能力與意願，並透過公民間持續地理性的聆聽、思考與公開討論不同的價值、觀點、利益，共同尋求集體的公共利益（轉引自杜文苓，2007：69）。

質言之，審議式民主最關鍵的核心在於，要能夠透過對話讓公民相互溝通，促進公民本身對於公共議題的思考。在實行審議式民主的過程當

中，要能夠有效的建構公民參與政策過程，必須要著重「意義」與「協力」。首先，要能夠「有意義的提升公民素養」，透過有意義的參與過程，誘發公民自我提升的期待，讓公民意識到如何針對公共議題，盡自己最大的努力做好分內的事。其次，則是利害關係人間必須相互協力，分享資源共同創造好的「社會聯繫」，形成一個解決社會議題的行動網絡，而在利害關係人充分的參與之下，相互間創造出更強的聯繫關係，並進一步針對社會議題發展出創新的解決方法。

因此，審議式民主概念下的公民參與，其所強調的是在決策形成的過程中，能夠讓社會議題中的利害關係人，進行有意義與有價值的對話討論，決策的過程不是少數菁英所決定，而是透過公平參與的過程，讓利害關係人共同參與在決策的制定。而社會設計中所強調的參與式設計，也正是在這樣的核心價值理念下所發展而成，因為強調以使用者為中心的服務設計模式，所以在服務形成、設計與決策的過程中，都要能夠讓使用者或是利害關係人共同參與在這過程，最終形成一個符合使用者或利害關係人所期待的服務，這也正是沿襲了公民參與的核心精神。然而，面臨高齡社會的浪潮下，為何將公民參與的概念，運用在高齡社會服務的建構上是重要的，我們就必須要關注高齡社會的人口結構變化狀態。

（二）高齡社會下福利服務的公民參與必要性

Müller and Signe（2020）所發表的文章中，談到使用者參與在社會工作創新中是重要的一個方式，透過使用者參與的方法，讓福利服務體系開始產生轉變。福利服務之所以需要創新轉型，主要因為過往社會工作所服務的對象都是以弱勢者居多，所以社會工作可以立基在專業主義之下，協助弱勢者解決問題。但是隨著服務對象逐漸在轉變，而這個最大的轉變就在於個案的教育程度逐步提升，過往社會工作的服務對象，可能因為教育程度不高，所以陷入弱勢的情境中，需要社會工作專業的協助。但隨著教育的普及化，加上許多已開發或開發中國家，逐漸推動義務教育的政策，開始提升整體民眾的基本教育程度，進而提升了民眾的公民涵養。因為教育程度的提升，也跟著讓社會工作的服務對象產生轉變，服務對象不再像是過往服務體系中，比較缺乏基本教育程度的個案，而是開始有許多

具備基本教育程度的個案，成為社會工作的服務對象。而社會工作面對服務對象的轉變，就必須要思索工作方法的創新轉型，「使用者參與」就是創新轉型的重要方法。

　　我們將福利服務體系的個案聚焦在高齡者的群體中，會發現高齡政策的服務對象是整個高齡者群體，而高齡者群體不像其他福利服務對象，是明顯因為社會經濟因素，而導致該群體落入社會弱勢的層級。高齡者群體往往是因為生理的自然老化過程，而讓高齡者落入需要被照顧的群體中，這也讓服務高齡者來說，就會變得具有挑戰性，因為群體中會存在著社會經濟背景多元化的個案。此外，戰後嬰兒潮的世代開始邁入高齡階段，此世代的人口是過去百年以來全球人口最多的一個世代，也是開始具備基本教育程度的世代。以臺灣的戰後嬰兒潮世代來說，1956 年起，是戰後嬰兒潮世代開始出現的年代，同時，1956 年起的世代，也是臺灣開始接受九年國民義務教育的世代，而 2021 年正是 1956 年世代邁入 65 歲高齡階段的開始。這也意味著，以臺灣來說，未來的幾年是臺灣高齡人口快速增加的時間點，也是戰後嬰兒潮世代開始邁入高齡階段的時間點，同時也是臺灣具有基礎教育程度高齡者開始出現的時間點。

　　而戰後嬰兒潮世代的高齡者開始出現後，會對於高齡社會的福利服務開始產生什麼轉變？因為高齡者開始具有基本的教育程度及公民意識後，對於其自身需要哪些服務，就具有高度的自我選擇意識。不像現行許多照顧服務中的高齡者，大多是提供服務的組織，提供什麼服務，長輩就接受什麼服務。未來高齡者的服務將產生轉變，一方面因為教育程度提升具有自我決定的公民意識，另外一方面是因為此世代的高齡者，對於資訊科技工具的使用並不陌生，他們能夠透過科技工具來獲得許多其想要得知的資訊，相對的在某種程度上，許多高齡者就會運用網路上所蒐集到的資料，來挑戰服務提供者所提供的服務。因此，對於社會工作者或是服務提供的組織來說，未來的高齡社會工作將會面對很大的挑戰。

　　然而，面對服務個案的轉變，社會工作者如何運用「使用者參與」的方法，來進行服務的設計與提供呢？我們就必須回到 Müller and Signe（2020）所提到，在服務設計與提供的過程中，會因為服務個案的參與程度不同，個案在過程中扮演的角色就會有所不同。筆者進一步將這樣的觀念，套用在高齡社會的服務個案上，呈現如圖 4-1。

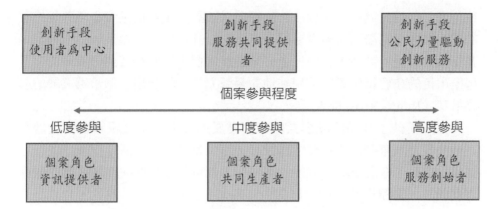

圖 4-1　社會服務創新中使用者參與的程度與角色

　　從上圖中，可以發現個案如果參與程度不同，其所扮演的角色就會不同，而服務體系也會跟著有所不同。過往，在福利服務體系中，我們大多將個案作為資訊提供者，頂多是到共同生產者的角色而已。但是當我們面臨到具有基本教育程度與公民意識的高齡者時，我們不再只能夠將其設定為資訊提供者與共同生產者的角色，而是必須充分的運用使用者參與的概念，讓這一群戰後嬰兒潮的高齡者，能夠高度的投入在服務提供的過程。服務提供的組織或是社會工作者，要採用「公民力量驅動創新服務」的手段，來作為服務提供的創新方法，透過參與式設計的過程，讓高齡者一起討論與決策其所需要的服務內容，甚至讓這一群高齡者一起來創造新的服務，成為服務創始者的角色。是以，使用者參與的概念，同樣也是充分運用公民參與的概念基礎，將服務個案視為公民，並且讓具備公民素養的個案，一同參與在服務的設計過程，運用參與式設計的概念進入福利服務的體系中。

（三）參與式設計概念與操作方法

　　如同前文所提及的內容，使用者設計是以公民參與的核心概念為基礎，運用在社會福利服務體系中，期待個案於自身的服務計畫中，能夠扮演更為積極主動的角色。因此，使用者設計就是一個高度讓使用者參與在服務設計過程的方法，在社會設計的概念中，又可稱為參與式設計，但無論稱為使用者設計或是參與式設計，關注的都是讓使用者參與在社會服務

或是商品的設計過程。一個成功的參與式設計，服務提供者必須要從方案的起始階段，就培力參與者參與在方案的設計過程中，讓參與者能夠表達其知識與價值；同時，也要促進方案設計過程中不同利害關係人間的相互連結，目的在於希望能夠運用在地的資源力量，設計出一個永續發展的服務方案（Kang, 2016: 66）。

在建構共生社區照顧模式的方案發展過程中，中介組織需要透過與在地公民及利害關係人進行合作設計，這也是社會設計或是參與式設計所強調的重點，在許多成功的操作案例中，都可以發現解決在地問題的服務方案設計，是鑲嵌於在地社群當中（Pawar et al., 2015: 73），也就是筆者於前面所提到的，這是一個根植於在地社會脈絡的服務。總結社會設計的主要類型，主要有三種：一、行動設計：設計專家積極推動社會創新；二、社區設計：設計專家與在地社群合作後，所給出的是更合宜的和更能持續的解決方案；三、有利於生態系統的設計：設計專家所構想和發展的物質與非物質資產能建構整個生態系統，為了更有利於新倡議的出現、產生、繁榮、傳播和連結（高宜泠，2018：6）。而無論哪一種類型的設計，皆有兩個重要的元素：一、與利害關係人一起設計：發動者必須引導不同的成員分享新的想法，並且促進多元原則間的相互合作與分享，並進而去設計出解決方案；二、為社群設計：發動者必須創造讓利害關係人都能夠看見的解決方案，並且評估新方案被深化的可行性（Yang et al., 2016: 24）。

無論是何種型態的中介組織，想要以社會設計的手法，用參與式設計的方法，與在地利害關係人及使用者共同設計出解決在地問題的服務時，必須要回到社會設計的三個核心要素：「共同創造價值」、「參與式設計」、「創新解決方法」。與利害關係人共同進行在地議題服務方案設計時，必須要將上述三個核心要素，運用在服務設計的過程中，如圖4-2。優先界定利害關係人，並與利害關係人找出社區內的關鍵議題，並針對議題設定出共同創造的核心價值；其次，則是運用參與式設計的方法，與利害關係人及使用者共同設計出解決在地議題的服務方法；最後，則是與使用者共同產生創新的解決方法，而這過程中都是讓使用者高度的參與在服務設計的過程，不僅讓使用者成為服務的共同生產者，同樣也是服務的創始者，以發展符合使用者需求的服務。

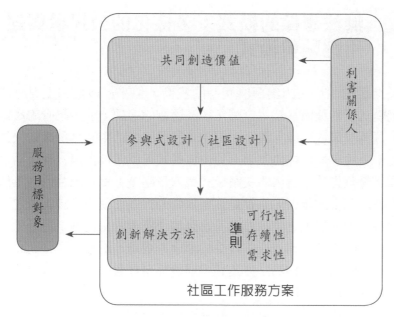

🦢 圖 4-2　社會設計三大要素的操作方法

　　社會設計所關注的社會需求不僅是在顧客的滿意度上，更是必須關注低收入、高齡、健康或是失能等的社會議題上（Margolin et al., 2002: 25）。因此，需要採用不同於以往以新右派、技術服務導向或管理主義，此種市場主義的思維，必須回歸關注議題中目標對象的需求，而這與過去傳統思考服務設計的方式有所不同。如何設計出不同於以往的服務，觀察技術與同理心原則就扮演了重要角色，也是設計思考家尋找洞見的方法（筆者於前一章已介紹各項洞察工具），從看似平凡和異乎尋常的現象中尋找，從日常生活的儀式和打破例行公事的意外插曲中尋找，從一般常人和極端分子中尋找（吳莉君譯，2010：101；Margolin et al., 2002: 28），跳脫習慣找尋解決方法的方式，重新洞察與觀察服務對象的需求，抑或讓服務對象一起參與在設計的過程中，都是尋找創新解決方法的可能策略（Yang et al., 2016: 24），同時，也是我們因應未來新興服務對象的工作方法。

第二節 無法想像的模式：多樣化的公民參與運用經驗與模式

對於長久習慣生活在市場經濟體制的我們，似乎已經把由上而下的權威式決策模式視為理所當然，無論是經濟體制的運轉，或是政府的政策決策模式，菁英決策或少數人決策，似乎在我們的生活中充斥這樣的決策模式。因此，公民參與這種由下而上的決策模式，就常被提出質疑，而最常聽到的質疑聲莫過於「這樣的決策模式有效率嗎？」就好像我們的生活一定要講求效率至上的原則，只要是沒有效率的行為，就不應該出現在我們所生活的環境中。仔細思考，效率不正是市場經濟的用詞嗎？用最低成本完成最大效益的事情，講求成本效益的原則。但是，處理社會議題時，效率真的是最好的處理原則嗎？涉及到處理關係至社會上每一個人的生活時，效率會是最好的處理原則嗎？

我們試著想一下，如果你生活在社區裡面，所有社區的公共事務都是由理事長跟總幹事決策，但這些決策卻都是把社區的經費花在「理事長跟總幹事」認為應該花的地方，而沒有尊重社區民眾的多數意見，就將一大筆經費執行完畢。大家不妨想一下，一筆社區的經費需要執行，由「理事長跟總幹事」進行決策，這個決策過程非常有效率，因為「理事長跟總幹事」是最了解社區的人，所以將決策權力交給他們去決策就對了，如果還要跟社區民眾一起參與討論，實在太浪費時間、沒有效率了。這樣的決策模式，是立基在我們認為「理事長跟總幹事」對於社區最了解，而且也是非常理性、客觀的思考經費應該要花在哪裡。但是，從許多社區工作的經驗來看，似乎「理事長跟總幹事」並不像我們所認為的那麼理性跟客觀，許多社區的「理事長跟總幹事」都會將經費花在「他們」想花的地方，而不是「社區」應該要花的地方。

前面的例子就是說明了精英決策的問題，從市場經濟的效率邏輯來說，由菁英來做決策是最具有效率的事情，但是從社會問題的解決來說，菁英認為的決策方向，真的是社會大眾認為最好的決策方向嗎？這也是「公民參與」決策模式被提倡的原因，如何將決策權力從菁英手上回歸到公民的手上，讓公民或是社會議題的參與者，也能夠成為參與決策的人，

執行公民決定自己事務的權利。筆者將從國內外的經驗，跟各位分享公民參與的決策模式，不僅是能夠運用在公共政策的議題上，在經濟運作的模式中，也充滿著許多意想不到的案例經驗。

一　經濟真的是市場說了算嗎？

　　公民參與的決策模式，在經濟體制中真的可行嗎？周睦怡（2021）所翻譯的《經濟，不是市場說了算》一書中，說明了我們的經濟生活中，不是只有傳統的市場決策方式、公司治理的方式，也不是只有少數的股東來決策整體公司的方向。「奪回阿根廷的廢棄工廠」是一個經典的例子，2001 年 10 月拉丁美洲最大的磁磚製造商查農倒閉後，查農的工人們決定自力救濟接管工廠，以工人自己的力量重新運轉了這一間倒閉的工廠，2009 年 8 月，該地的立法機構決定將工廠的所有權沒收，並將之轉移給該工廠的工人，而出現了「沒有老闆的工廠（FaSinPat）」的型態開始出現。查農的故事並非獨一無二，在阿根廷整個 2000 年代起，有近 200 家原本由資本家掌控的工廠，因為股東或老闆經營不善，而由工人接管工廠的經營。

　　前述像查農這樣的工廠，並不是工廠沒有賺錢，而是經營管理的高層，將賺來的錢都放入了自己的口袋，或是匯到海外的帳戶避稅洗錢，因為經營高層本身的貪婪，而讓工廠經營不善，最終受到傷害並不是經營高層，反而是中低階層的員工們。這類型由工人接管的工廠，多數最後都轉型為合作經濟的「合作社」型態，所有的工人都成為合作社的社員，扣掉工廠生產的必要成本後，工人們能夠一起決定剩下的盈餘要如何運用，像是花在員工的福利上、分配更多的利潤、投入社區公益事項，甚至是工廠可以不要有這麼多的盈餘，因而減少工人們的工作時間，以賺取足夠付出工人們薪資與工廠運作所需成本的收入就好。查農也因為轉型為由工人組成的合作社的經營主體後，開始大量的運用工廠所生產的磁磚，捐贈給上百間社區活動中心、圖書館、學校和醫院進行修繕。

　　位在瑞士巴塞爾小鎮裡的「WIR 銀行」，是另一個跳脫市場經濟的有趣案例。WIR 銀行創立於 1929 年第一次全球經濟大蕭條的時代，是一家借貸沒有利息的銀行，這樣的概念是認為「利息只會使得富者越富、貧

者越貧」而已，並不利於這個世界的經濟運作。因此，WIR 銀行創造出一個沒有利息的貨幣，就是 WIR 幣，加入 WIR 貨幣運作系統的企業，能夠從 WIR 銀行的體系中，以 WIR 貨幣向其他企業購買任何服務與商品。看似瘋狂的案例，但 WIR 銀行在發行一年後就吸引了超過 3000 家中小企業參與，1970 年代時則是有 6 萬家的中小企業參與。WIR 銀行的創立並不是要發行許多金融性衍生商品，或是放款賺取利潤為主要目的，而是希望透過補充貨幣的形式，來協助有困難的中小企業，能夠運用此種型態的經濟運作度過企業的難關，其主要目的是希望透過加入體系內的企業，相互支持合作，以合作經濟的方式打造一個更為友善企業運作的銀行體系。

　　前述的兩個案例，分別是兩個完全顛覆我們原本對於工廠或是公司運作，以及銀行體系運作的基本想像。因為過去的公司或是工廠的運作，都是由股東、董事或經營管理高層來決策公司的各個面向，工人永遠是工廠或是公司內被決定的那一個群體，但偏偏工人卻是工廠或公司內最多的那一個群體。而銀行過往我們都認為是一個替資本主義服務的體系，但從 WIR 銀行的例子中，可以發現其實銀行不僅止於提供企業金融服務而已，而是可以透過更多企業的共同參與互助，形成協助中小企業的一個平臺或體系。前面兩個案例只是筆者於本書中所列舉的例子，其實「無老闆工廠」及「合作經濟的銀行」在地球上的國家中，還存在許多案例，只是筆者無法一一列舉。而這些案例的運作時間都不短，也都維持一段時間，這也代表著過去講求效率的市場經濟，並不是人類社會中經濟運作的唯一方式，如果能夠以公民參與的方式，讓各個議題中的利害關係人共同參與在運作與決策過程中，會發展出許多真正能夠解決社會問題的經濟運作型態。

二　社區的決策是精英說了算？

　　如同經濟體制一樣，民主體制中也存在許多不同的運作方法，現行我們許多政府體制的運作主要是以「代議制民主」為主要的運作方式，而代議制民主成為許多國家民主體制運作的主要形式後，菁英決策壟斷了民主的決策程序，代議士沒有完整代表選民的意見，成為代議制民主失靈的重要原因。在社區的層次也一樣，如同政府體制的代議制失靈現象，我國社

區工作的過程中，因為民主運作機制的導入，讓每一個社區都有發展協會與村里長的組織與角色，在許多社區工作的現場中，最常看見的現象就是發展協會理事長與村里長因為選舉恩怨不合，而導致社區持續存在紛爭，讓社區的公共事務不易推動。此外，代議制民主的運作，在社區中的體現就是發展協會的理事長、總幹事，壟斷了社區公共事務的決策權力，菁英決策模式不只在整體的國家民主機制中存在，進到社區的小單元中，菁英決策模式同樣也存在於我們的社區生活中，而這樣的決策型態也導致社區的公共事務無法符合民眾的期待。

　　面對代議制民主的失靈，審議式民主的概念被提出來討論，倡議審議式民主的學者們認為，民主本來就是希望把權力下放給民眾，讓民眾有權利對於各項公共事務做出最後的決定。往往代議制民主造成了「勝者全拿」的現象，而這個現象也進一步導致社會的對抗與分裂，在社區的層次中，也常因為選舉結果導致社區的分裂與派系對抗問題。審議式民主希望讓公民透過有品質的審議過程，也就是討論的過程，以溝通理性的方式，讓民眾能夠將其觀點透過更好的論證來說服影響其他人，審議式民主所追求的是理性與批評的討論、反省與開放的討論、平等與相互尊重的討論、追求共善與共識的討論，希望藉以讓公民能夠互相溝通，達到對於公共議題的共識，進而解決社會因為「勝者全拿」而導致的分裂與對抗現象。

　　我國最早將審議式民主落實於公共議題決策過程的主要政策，就是「參與式預算」的政策。2016 年在文化部的積極推動下，參與式預算的政策從六都走向全國，許多鄉鎮或是社區透過參與式預算的方式，開始進行社區公共議題的決策。「參與式預算」是審議式民主的其中一種型態，也是現階段我國政府政策中所主力推動的一種政策型態。「參與式預算」具備有四個核心原則，包含「發聲」（voice）：是讓民眾能夠平等地參與公共政策的討論，特別是被排斥在一般政治過程之外的民眾，在這樣的討論中，民眾可以帶入更多以往決策過程所缺乏的資訊，有利提升決策的品質與創新程度；「投票」（vote）：關注參與討論的民眾，應該要有實質的權力決定公共政策；「社會正義」（social justice）：資源是否被公平分配，在過去侍從主義的體制中，資源的分配往往是透過民眾與政治人物的親疏遠近所決定，因此，資源分配經常無法達到雪中送炭之效，但是，若參與者包含原先不在政治過程中的民眾，資源分配的社會正義程度

就會提升；「監督」（oversight）：指政府決策的透明性提高，這樣的透明性來自於民眾可以參與決策的討論與制定，以及政策的執行是來自於民眾的集體決策參與（蕭新怡等，2017：75）。

　　參與式預算在文化部與各縣市政府的積極推動下，成為我國翻轉社區營造或是社區工作決策模式中，很重要的一項工作方法。參與式預算最早可以回溯到巴西大河州的首府愉港，巴西工人黨於 1988 年在愉港取得執政權後，隔年在該地開始推動參與式預算，可以說是全球推動參與式預算的濫觴。綜觀參與式預算的操作方法，主要是希望將政府預算的決策權力還給民眾，由民眾透過理性討論的過程，決定預算要使用在哪些議題上。我國文化部對於參與式預算的操作方法，期待透過以下步驟來進行，分別為宣傳與招募、審議培訓與模擬、公民大會、提案工作坊、方案展覽與投票、方案執行與監督等程序。經過前述程序落實執行參與式預算的機制，能夠翻轉過往社區由菁英決策的方式，讓公民能夠對於社區的公共議題提出意見，並經過理性的對話討論後，最終形成共識與決策，將預算的決策權力還給社區的民眾，充分實踐民主的核心價值。

第三節　高齡社會的新興解方：虛擬貨幣與公民參與的加乘效應

　　高齡社會的議題中，有許多高齡者的需求值得對於高齡議題有興趣的組織或行動者，進一步從高齡者的需求，發展創新型態的服務與商品。而在對應高齡社會議題之下，如何透過公民參與的方式，在高齡社會中發展出創新型態的服務，正如同筆者於第一節的內文中提到的，高齡者的群體正在轉變，未來的高齡者將轉變為具有教育程度與公民意識的群體，而對於這個新興的高齡者群體，未來要如何將其需求納入服務設計的思考，將會是能否滿足他們需求的重要關鍵。筆者於本節中，將以時間銀行（Time Bank）為案例，進行公民參與機制融入設計的說明。

一 時間銀行與虛擬貨幣的結合

　　時間銀行（Time Bank）是我們在高齡社會議題中最常聽見的一種無貨幣機制，以「時間換時間」的方式，讓加入時間銀行的民眾，能夠以小時為基礎進行服務的交換，以個人的勞動時間作為單位的交換，目標在促進「各盡其能、各取所需」的理想。除了以勞動時間作為兌換的方式外，也有部分的時間銀行，設立補充貨幣的兌換機制，將勞動時間兌換為補充貨幣，再以補充貨幣兌換所需的服務。

　　波特蘭家事交換和照顧關係券，就是將勞動時間轉換為補充貨幣的案例，而這也僅是將時間銀行結合虛擬貨幣形式，轉換為補充貨幣交易型態其中一個案例。全球存在著許多運用地方交換和交易系統，來運作補充貨幣的案例，如美國麻州西部柏克夏地區的柏克幣、英國布里斯托的布里斯托幣、巴西吉里提巴的巴士貨幣、臺灣南投竹山的光幣等，都是充分運用地方交易系統的概念，將時間銀行結合虛擬貨幣，發展出在地性實足的補充貨幣，再讓補充貨幣去串聯起人與人之間相互的連結。

　　巴西的吉里提巴所發行的巴士貨幣，就是當地市議會運用補充貨幣來解決社會問題的典型案例。吉里提巴地區貧民窟的貧民只要協助收垃圾，當地市議會就會支付巴士貨幣給貧民，而貧民就可以使用巴士貨幣解決生活所需的開支；同時，也因為吉里提巴有享譽全球的公共運輸系統，貧民也可以用巴士貨幣搭乘公共運輸系統前往各地，讓貧民能夠藉由自由移動的方式，取得城市中的社會和經濟的機會（周睦怡譯，2021：157）。

　　臺灣也有許多虛擬貨幣結合社會議題的案例，如屏東的小琉球，只要到小琉球的遊客，能夠花時間幫忙撿拾海洋垃圾，就可以換得海洋幣，再以海洋幣至街上的攤販進行消費。竹山鎮的光幣，則是小鎮文創從起初的「打工換宿」型態，轉換為「打工換光幣」的方式，讓到竹山遊玩的青年遊客，能夠用打工的方式換得光幣，再以光幣於竹山鎮中有參與合作的店家進行消費。

　　前述的案例中，有時間兌換時間的模式、有勞動時間轉換為補充貨幣，再於地方交易系統中進行交換的方式，而無論是什麼方式，相較於主流市場經濟的運作方式，這些補充貨幣的發展，都是以解決地方特定社會議題為出發點，進而設計發展出解決社會議題的地方貨幣。而這些貨幣的

流通，也多僅止於地方區域中認同此貨幣交易的店家或組織而已，是一種在地性實足的交易體系。

二 兌換機制的參與式設計

運用補充貨幣的方式來擴增時間銀行的模式，其中主要關鍵將會涉及到，勞動時間可以兌換補充貨幣的多少幣值，兌換規則是如何訂定。因為牽涉到參與者對於兌換機制是否公平的部分，所以許多將時間銀行延伸至補充貨幣進行兌換的案例，都會讓其參與成員來決定如何衡量時間的價值，以及將勞動時間兌換成補充貨幣後，補充貨幣與其他服務、商品的兌換機制為何，就會成為補充貨幣的時間銀行能否順利運作的重要關鍵。筆者將以自身建構的「厚熊笑狗長照創新產業」為案例，分析筆者是如何運用公民參與的參與式設計方式，與參與該體制的志工進行補充貨幣的時間銀行運作機制設計。

前面的文章中，筆者有提到「厚熊笑狗長照創新產業」主要是要解決鄉村社區中長輩照顧的議題，但因為鄉村地區的青年人口外流嚴重，留在鄉村社區的主要都是中高齡人口。因此，有鑒於鄉村地區的特性，筆者於 2017 年在南投的大埔里地區進行需求調查後，發現鄉村地區的長輩能夠體認到未來老後的生活，需要仰賴鄰里間的互相照顧，讓社區內年輕的老人照顧老老人，健康的老人照顧不健康的老人，而這樣的體系就需要高度仰賴社區內中高齡志工人力的投入，讓退休後但生理狀況仍然健康的群體，能夠活化其退休後的參與力，繼續投身在社區的公共事務中，尤其是社區內老老人與健康狀態不佳老人的陪伴與照顧上。

因此，筆者基於前述的價值，於 2018 年 5 月與社區志工討論到，要在大埔里地區建立起在地性的時間銀行，參與的志工們也都認同時間銀行的建置，能夠活絡志工投入社區工作的意願；但同時志工們也提到，因為每位志工對於勞動時間的價值認定不同，很難用時數兌換時數，因為大家還是會認為價值很難平衡，如 1 小時的陪伴購物與 1 小時的洗澡，雖然都是 1 小時，但是服務價值上就是不對等。於是筆者進一步與參與的志工研商，若時間價值不對等難以接受，但時間銀行又是重要的議題，那可以如何建構，志工們就提出期待能夠用點數或是虛擬幣值的方式來作為交易的

媒介，同時也期待轉換成補充貨幣後，不要只能夠兌換服務，而是能夠將兌換的品項擴增。

　　在獲得志工對於建構補充貨幣時間銀行的共識後，筆者就開始帶入參與式設計的方法，帶領志工們針對「1 小時兌換多少厚熊幣」、「厚熊幣兌換服務的機制」、「志工們期待厚熊幣可以兌換什麼東西」等面向，與志工開始進行一系列的討論，筆者透過公民參與的機制，讓每一位參與的志工都能夠針對每一項議題提出看法。最終，經過參與志工的討論後，訂定出「1 小時兌換 500 點厚熊幣」、「每 30 點厚熊幣兌換新臺幣 1 元，」、「厚熊幣僅能兌換課程、服務、商品，不能兌換新臺幣」，同時志工們也提到，因為參與志願服務是想要貢獻服務，所以也期待能夠建立「點數捐贈給弱勢長輩的機制」，志工們期待點數不僅能夠兌換自身想要獲得的東西，也能夠提供給弱勢長輩換取服務及所需商品的機會。

　　筆者透過一連串參與式設計的過程，讓參與體制的志工一起參與在補充貨幣兌換機制的設計過程，因為這群志工未來是要使用這個兌換機制的對象，如果讓他們一起參與在機制的設計，將能夠大幅增強志工對於兌換機制的認同感，並且願意遵守兌換機制的使用，而提升此補充貨幣時間銀行的實用性。

　　筆者透過參與式設計的操作，讓這群具有基本公民意識的志工，一同參與在服務的設計與討論的過程，將未來要提供給他們的服務，藉由他們自己的討論過程，來形成共識，最後成為厚熊笑狗長照創新產業運用補充貨幣作為時間銀行運作的機制。

　　公民參與的機制運用於服務設計的過程，講求的是希望能夠讓使用者、利害關係人共同參與在服務設計的過程，讓利害關係人能夠在服務形成的不同階段，都能夠充分的對話與溝通，而這樣的過程不僅能夠對於新興的社會議題，共同凝聚共識產生創新的作法，同時也能夠滿足利害關係人對於服務的需求，落實以使用者需求為導向的設計模式。

　　是以，建構共生社區照顧模式的過程中，因為需要充分理解社區內需求者，以及在地社群組織對於在地社會議題的想法，運用參與式設計的方式，在不同的階段充分讓使用者及社群組織，表達其對於各項議題、需求及服務設計的想法，將能夠充分實踐社會設計的精神，並且建構出根植於在地社會脈絡下的共生社區照顧模式。

志工人力來源

厚熊志工
樂齡中心 →
社區據點與社區長輩
厚熊笑狗社區長輩

轉變

1. 將根據志工服務時數不同，分為金牌、銀牌、銅牌、普亨。不同志工兌換時數有不同優惠。
2. 社區據點志工開放兌換時數後，將先據三至五個月合作社區，並於二個月輔導團隊至社區訪視輔導。
3. 志工累積點數可轉贈弱勢長輩使用。

志工時間銀行平臺（點數兌換）

兌換項目

課程

1. 埔里樂齡中心課程：每班 30 名（10 名志工／20 名一般民眾），樂齡規範課程開設為為主，開設時間為平日上下午。免費課程，志工享保障名額。
2. 厚能藝：每班 30 名（10 名志工／20 名一般民眾），中高齡熱門課程（暫定：生態、料理、日語、書法、烘焙、木工、水電、舞蹈、先擇四至五門課程開辦），開課時間為平日晚上或假日。收費與費優惠，三個月一期 1500 元，志工享保障名額與報名費優惠（不同等級之志工優惠不同）。
3. 志工培力課程：基礎與進階，半年開辦一次。

商品

1. 生產性商品開發項目：古早味料理、手工皂、冷飲、中草藥泡腳包、耳掛咖啡。
2. 以工代服：搭配老童長輩與生產性課程的服務，提供長輩參與生產性課程可享課似課程收費。長輩每月投入 1 小時可折抵 500 元課程費用）；志工可每每月投入 15 小時服務，並將兌換轉贈弱勢長輩使用。

服務

1. 醫院：金銀銅牌志工，可以享有優先掛號權。
2. 基金會：照服員每年提供一定時數（可轉化點數），服務貢獻在地長輩服務。
3. 生活照顧：水電服務、代辦繳費服務、送餐服務、家事服務。

運作現狀

1 小時＝ 500 點，30 點＝ 1 元 NT
累計點數為 10000－30000 點間
活躍志工 18 人，兌換項目以商品與課程居多

▲ 圖 4-3 「厚熊笑狗長照創新產業」的補充貨幣時間銀行機制

第五章

關鍵策略四：
「社會創新」的服務設計原則

面對日益複雜的社會問題，很難由傳統單一專業或部門來獨立提出解決方法，跨領域、跨部門、跨社群的共同協力合作，孕育由下而上（bottom up），以具創造性與適切性的社會設計（social design）方式，來設計出能夠回應在地問題的解決方案，被視為是能夠確切回應複雜社會問題的良方（熊慧嵐、周睦怡、施聖文、陳東升，2019：428），而這也正是社會創新的核心概念所在。

「走老路，到不了新的地方」是最能夠說明社會創新概念的一句話，當我們生活的社會快速的轉變，面對許多社會問題的出現，用舊的方法是無法有效解決的時候，就需要透過社會創新的概念來應對。跳脫原本舊有的框架，來思考新的解決方法，來應對與處理所面對的問題。而社會創新關注的是，如何回到使用者的需求，連結跨專業間的資源，共同來應對，並且發展出全新的問題解決策略。因此，對於社會創新來說，其所關注的就是服務或是產品的設計過程，是否有符合社會創新的價值，筆者也將在本章的內文中，介紹社會創新的服務設計原則。

第一節　社會創新的基本概念

一　社會創新的核心

社會創新（social innovation）主要有三個核心論述：滿足在地社群需求、重新改變治理結構、增加組織連結在地資源的治理能力（Gerometta, Hartmut and Giulia, 2005, 2007）。社會創新的提出，主要是希望提供服務的組織，或是想要解決在地問題的組織，能夠重新檢視解決問題方案提出的方法，反省在資本主義市場經濟體制下，過度強調專業分工的體制，為日益複雜的社會問題，帶來的是解方抑或是毒藥。

由於全球資本主義的快速擴張，講求效率的經濟體制，將社會分工帶往專業主義的方向，而這樣的方向在當今複雜的社會問題環境之下，單靠專業分工的體制，似乎已經無法有效解決社會上複雜的各種問題。社會創新的提出是來自於多元的團體與充滿異質性的行為者與社群所發動，他們希望重新回歸審慎思考服務的設計方式，希望以解決社會問題為主要目

標。服務的提供者需要重新檢視服務產生的方法，透過參與服務設計的過程，充分與在地社群多元團體共同討論，才是解決在地問題的良方，也是為地方帶來創新服務的重要因素（Yang and Tung, 2016: 24）。

　　社會創新在促進地方組織的發展中扮演重要的角色，因為地方組織是直接面對地方需求的單位，在這過程中組織需要透過與在地公民及利害關係人進行合作設計，這也是社會創新所強調的重點。在許多成功的操作案例中，都可以發現社會創新是鑲嵌於在地的社群當中（Pawar and Johan, 2015: 73）。創新方案的發動者必須要從方案的起始階段，就培力參與者參與在方案的設計過程中，讓參與者能夠表達其知識與價值；同時，設計發動者也要促進方案設計過程中不同方法間的相互連結，目的在於希望能夠設計出一個永續發展的服務方案（Kang, 2016: 66）。

　　社會創新主要就是推動的組織運用其知識力量，作為回應在地需求方案設計的發動者，需要思考許多不同的社會過程，包括：互動式設計、社區營造、公共部門、服務設計與社會創新等面向（Koskinen, 2016: 65），與在地社會中多元的組織共同發展創新方案，並進一步將過程中所孕育出的操作知識，透過培力的過程，成為在地社群能夠承載的操作知識，以建構在地社群推動社會創新方案的能力。

　　以推動的規模來說，社會創新適合在小規模的鄉村，或是非正式的組織中來發展，透過參與的途徑與持續的促進來解決社會議題，更重要的是它能夠創造社會關係的重構，讓原本生活在同一個區域的利害關係人，創造出新的互動關係，將原本的治理結構帶往後現代的治理結構中，並造成在地組織或是社群網絡間的連帶變化（Chen, Lu-Lin, Caroline and Ilpo, 2015: 3; Kang, 2016: 68）。而為了讓創新能夠永續發展下去，社會創新方案必須要創造出培力的機制，培力利害關係人學習去設計解決方案，並且能夠回應社會議題（Yang and Tung, 2016: 24）。

（二）為什麼要關注社會創新

　　資本主義市場在人類經濟社會中主宰了三百多年的時間，也陸續產生了許多社會、倫理、環境、文化等不同面向的問題。因此，如何重新回到人類社會的需求，思考人類的需求如何在當代社會中得到滿足，就成為關

注社會設計或社區設計領域的組織及學者所在意的重要課題。

日本因為快速全球化與資本化的發展下，整個國家呈現出高度區域不均衡的發展現象，鄉村與城市間的距離越來越大，且具有高度生產力的人口因為快速移往東京後，鄉村的人口快速凋零減少，連帶的鄉村地區產業也因此快速沒落，導致鄉村更加沒有青壯年人口願意留下來。這也使得日本開始思索，如何運用創新的手法來看待各個地區所面臨的問題，日本關注社會設計與社會創新的大師山崎亮，在 2018 年就提出，為什麼需要關注新的方法來解決問題，主要原因如下：

（一）自由與安心的平衡

因為過度的都會化後，我們生活在一個「失去地緣、血緣的社會中」，必須要重新建立人與人之間的連結。

（二）城市變得寂寥的理由

過去許多戶外活動逐漸走向室內化，導致許多社群團體逐漸被弱化，個人主義大過於社群主義，讓城市內人與人之間的關係變得疏離，必須要打造與社群發生關係的新模式。

（三）過去比較好

因為鄉村人口外流的關係，讓許多生活在鄉村的民眾開始緬懷過去，認為過去比較好。如何打造一個城鄉間的舒適人口比例，成為新挑戰與關鍵。

（四）向人口減少領先地區學習

山地、離島地區因為人口外移、資源缺乏，卻也成為許多創新服務發展的優勢，如何運用山地的條件，成為發展創新服務的優勢，便成為關鍵的課題。

（五）偏重硬體設施時代的終結

硬體建設的時代已經結束，如何活化過去興建的既有空間，在公共空

間內創造新的人群連結，就成為新時代所需要進一步思索的議題。

（六）與城市發生關係

　　過去鄉村與城市是沒有發生關係的，但高度人口集中的都市，卻是成為協助鄉村產業發展的重要關鍵。因此，需要進一步思考如何讓鄉村與城市發生關係。

（七）公共與社群

　　公共事務的參與與社群組織的建立，是社區設計所關注的重點，社區是眾人生活的場域，社群是人與人連結的重要方式。因此，需要重新思考如何讓民眾願意參與公共事務及社群組織，才能夠重新建立人與人之間的連結關係。

　　正因為前述所提到的許多問題，都是因為高度資本主義發展之下，導致社會上人與人之間的連結變得更加薄弱，個人主義高度充斥於社會中，許多服務與商品推動及開發，不再只是為了以解決人類需求為主要目標，而是以追求利益極大化為主要目標，這樣的轉變讓人與人之間變得更加功利主義，且商品及服務的發展更加不符合使用者的需求，進而使得整體社會的環境產生更多的問題出現。因此，我們應該要重新回到人類社會的需求來看待，而不是僅關注在如何透過專業技術追求更多的利益，應該回到以滿足或解決人類社會生活需求為主要目標，而「社會創新」就是一個我們需要關注的核心價值。

第二節　社會創新的方案設計原則

一　社會創新方案設計的三大原則

　　社會創新關注的重點在於「如何用新方法，解決老問題」，面對全球資本主義市場經濟所帶來的衝擊與影響，許多因為資本主義市場所帶來的問題，無法用過去市場解決一切的方式來因應，而是需要重新思考如何開

關一條新的路徑，來因應存在於社會中的多元化問題與需求。

　　社會創新承襲了社會設計的思想脈絡，期待服務提供者能夠更深切的思考服務使用者的需求，以及其需求背後的原因為何，能夠洞察（insight）每一個需求背後的成因，進一步探索需求背後的價值為何，進而重新找出解決問題與滿足需求的新方法。以社會創新思考邏輯所產出的服務方案或商品，通常會使用三個原則來做檢視，茲分述如下：

（一）需求性（desirability）

　　如何探索使用者背後的價值取向，服務提供者在檢視服務使用者需求時，是看到了「誰」的需求，是使用者自身的需求，或是服務提供者為使用者創造出來的需求，這是兩個不同層次的問題。服務提供者必須拋開自己的專業本位立場，重新探索與檢視使用者需求背後產生的價值為何，如此才能夠洞察出需求背後的真正成因。

（二）可行性（feasibility）

　　確立使用者的需求及其需求背後的價值後，服務提供者需要進一步思考，服務提供者本身的專業知識與技能，能否滿足使用者的需求。在解決使用者需求上，服務提供者需要擁有哪些專業技術與知能，而現行的技術與知能是否足夠滿足需求，抑或是需要精進自身的專業技術與知能。最後，確立服務提供者自身的專業知識與技能足夠滿足需求後，則服務提供者需要進一步提出解決的服務方案內容。

（三）存續性（viability）

　　確立需求並對接服務提供者的專業知識與技能，發展出服務方案後，則需要透過社會創新的第三個準則，來檢視服務方案的存續性，此原則主要是關注服務方案是否有永續發展的可行性。因此，在此原則下，主要會關注幾個議題，包含：服務方案的經費支出由誰買單？案主使用服務方案的意願？如何確保服務方案能夠滿足案主需求？服務提供者如何確保服務能夠永續提供？等幾個議題，來作為檢視服務方案是否能存續的重要關鍵。

　　以社會創新的價值來作為商品或是服務的設計，除了關注社會的問題與需求，以及提供服務或商品設計的組織具備有哪些專業知識技術外，最重要的是，必須要特別關注服務或是商品設計出來後，被社會上使用者所接受使用的情形為何，也就是存續性的指標。社會創新的價值認為，縱使有再高端的專業技術來解決問題與需求，如果沒辦法被社會上的使用者所接受，那這個服務或是商品，也就不能被稱之為是一個社會創新的服務或商品，因為社會創新最為在意的就是設計出來的服務或商品，在社會上被廣泛接受使用的程度。

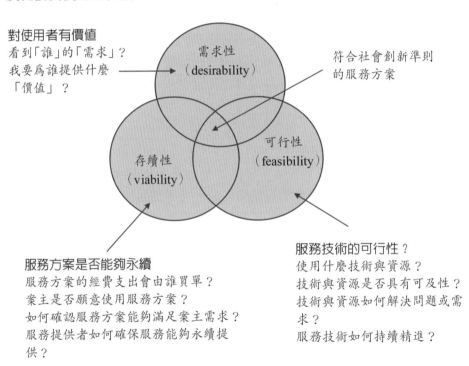

圖 5-1　社會創新方案的檢視準則

對使用者有價值
看到「誰」的「需求」？
我要為誰提供什麼「價值」？

需求性
（desirability）

符合社會創新準則
的服務方案

可行性
（feasibility）

存續性
（viability）

服務方案是否能夠永續
服務方案的經費支出會由誰買單？
案主是否願意使用服務方案？
如何確認服務方案能夠滿足案主需求？
服務提供者如何確保服務能夠永續提供？

服務技術的可行性？
使用什麼技術與資源？
技術與資源是否具有可及性？
技術與資源如何解決問題或需求？
服務技術如何持續精進？

二　社會創新方案的操作工具

　　以社會創新為主要方案設計的核心價值時，首先需要建立在第三章所提到的，以使用者的角度來洞察需求，在這樣的洞察需求基礎上，再進行

下一階段的方案設計。方案設計需要滿足前述的三大原則，在設計的流程上，可以透過方案發想到聚焦的階段，來協助進行社會創新原則的方案設計。

（一）方案發想階段的工具 —— 行動計畫表概念構想

在洞察需求後，聚焦出所要解決的社區核心需求後，推動的組織必須要開始針對聚焦的需求，進行方案的設計。方案發想的初始階段時，推動組織能夠先運用「行動計畫表概念構想」的工具，對應 6W 概念，先將方案可能進行的各項內涵定位聚焦，並以此逐步產生形成推動組織所想要解決需求的服務方案。

表 5-1　行動計畫表概念構想工具

主題：（計畫名稱）		
How： 如何達成目標	Why： 行動計畫的核心理念是什麼？	Who： 計畫實施的對象、參與的人是誰？
What： 行動的具體項目是什麼？	Where： 這個計畫會在哪裡發生？	When： 計畫什麼時候發生？需要花多久的時間？

（二）方案構想檢視階段的工具 —— 社會創新方案三準則

如同前述的內容，社會創新方案需要兼顧三大準則，方能夠稱為是一個解決問題的社會創新方案。所以，推動共生社區的中介組織，在形成方案初步構想後，必須要進一步針對所提出的方案行動項目與內容，以社會創新方案三準則來進行檢視。而推動的組織，可以採用下面的工具來檢視組織所發想設計的方案。

表 5-2　社會創新方案三準則

服務方案 / Project	• 服務方案內容概述
需求性 / Desirability	• 對使用者的價值 • 我看到「誰」的「需求」？ • 我要為誰提供什麼「價值」？
可行性 / Feasibility	服務技術的可行性 • 使用什麼技術與資源？技術與資源是否具有可及性？ • 技術與資源如何解決問題或需求？ • 服務技術如何持續精進？
存續性 / Viability	服務方案是否能夠永續 • 服務方案的經費支出會由誰買單？ • 案主是否願意使用服務方案？ • 如何確認服務方案能夠滿足案主需求？ • 服務提供者如何確保服務能夠永續提供？

　　上面所列的社會創新方案三準則的檢視工具，是筆者將圖 5-1 的概念進行表格化，而表格化的目的是希望透過表格工具，來協助欲推動社會創新方案的組織，能夠有更便利的工具，逐一檢視組織所發想設計的服務方案。如果欲推動社會創新方案的組織，能夠運用第三章洞察需求的工具，聚焦社區內需求者的核心需求後，再運用第四章的參與式設計方法，進行服務方案的設計，筆者相信推動組織在此基礎上所設計的服務方案，將能夠滿足社會創新方案的三準則。

（三）方案設計的聚焦階段 —— 使用者價值圖

　　「使用者價值圖」是從「商業模式九宮格」所延伸而來的方案聚焦檢視工具，透過九個區塊的格子，構成檢視社會創新方案的各項標準。透過此工具來檢視推動組織所設計的服務方案，主要目的是希望能夠讓推動組織，站在使用者的角度，從價值圖的九個不同面向，分析組織所推動的方案，是否滿足使用者的需求。此工具是檢視社會創新服務方案的核心工具，不同於前述兩個工具，多以協助推動組織扣緊社會創新原則思考方

案，此工具使用的核心思維，在於服務只有滿足使用者需求，以及符合使用者動機的情況下，才具有附加價值。

此工具會將推動組織所設計的方案，切成兩個區塊進行思考，一個區塊為使用者資訊，目的是要釐清使用者的需求與偏好、生活背景與使用成效；另外一個區塊，則是一個新的設計方案，要符合使用者價值時應該要滿足的元素為何。藉由兩個面向的資訊確認與對照，加以確認推動組織所設計的方案，是否符合使用者的價值，進一步協助推動組織能夠確認，其所設計的服務方案，是否符合社會創新的原則。

使用者資訊			解決方案與成效	
需求特質	需求	案主	服務方案	案主預期體驗
案主需求動機			推動流程	
背景脈絡			成效	

資料來源：顏志翔譯，2016：135。

（四）服務方案的測試工具

推動組織以社會創新的價值完成服務方案設計後，並非就意謂著服務方案是一個完美的方案，推動組織必須要透過不斷的服務推動過程中，進行服務方案的調整與修正，以將服務校準為符合使用者需求的服務方案內容。因此，進入此階段後，推動組織可以先小規模進行服務方案的推動測

試，並且運用「服務方案的測試工具」，來蒐集使用服務對象，對於服務方案使用後的想法，讓推動組織能夠進一步進行服務方案的調整。

透過四個簡單的象限，能夠從不同面向蒐集使用者對於服務方案的想法，包含「記錄個案喜歡服務的哪個部分」、「蒐集個案的建設性批評」、「記錄個案對於服務的任何問題」、「捕捉與個案激盪出的新想法」。從四個面向可以蒐集到個案對於服務滿意的地方，個案對於服務不滿意的地方，並且能夠與個案針對不滿意或是認為有問題的地方，進行腦力激盪想出新方法，而這也正是透過測試工具的運用，讓使用者參與在服務方案的測試過程，並且親身提出對於服務方案的建議與批評，藉以讓推動組織能夠將服務方案校準到更貼近使用者的期待。

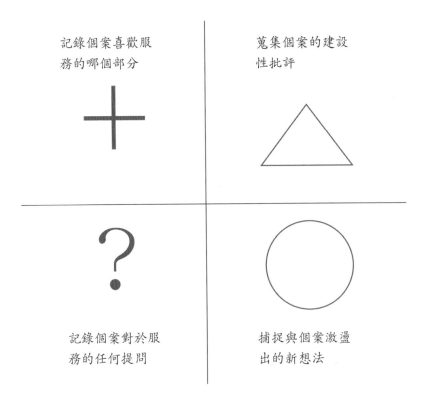

記錄個案喜歡服務的哪個部分

蒐集個案的建設性批評

記錄個案對於服務的任何提問

捕捉與個案激盪出的新想法

🖎 圖 5-2　服務方案的測試工具

想要推動共生社區照顧模式的中介組織，必須要以「社會創新」的價值概念為核心，來進行相關服務方案的設計，也因為共生社區照顧模式所要解決的在地需求與問題，往往是較為複雜的社區生活議題。因此，需要關注到服務的設計是否能夠滿足社區內需求者的需要。而社會創新的設計概念，在共生社區照顧模式的方案形成過程中，顯得相當重要，也是中介組織必須要進一步確認組織所欲推動的方案，是否滿足社會創新條件。筆者透過不同階段的工具運用介紹，讓有意建構共生社區照顧模式的推動組織，能夠在方案設計的過程中，於不同階段運用不同的工具，最終能夠設計出一個以「社會創新」為核心價值的服務方案。

第三節　從洞察需求到方案設計的步驟

從洞察需求到服務方案的設計過程，在社會創新的方案設計原則下，使用此方法的推動組織，必須要在不同的階段中，都要能夠關注使用者的需求，進而才能夠將組織所洞察的需求，對應服務方案的設計，以形成一個符合使用者需求的服務方案。因此，從洞察需求到方案設計的過程，推動組織必須要歷經不同的方案設計階段與步驟。

一　確立社區中的關鍵課題（洞察需求的工具運用）

（一）推動組織自我評估場域中關鍵課題

每一個想要推動方案解決社區需求的組織，都有其組織本身的專業背景與推動經驗，推動組織如何先從自身的專業背景中，盤點社區內可能遇到的關鍵課題，就是推動組織進入社區場域前所需要先準備的部分。

（二）實務觀察場域中的關鍵課題

推動組織進到社區場域中，實地觀察社區場域內所遇到的關鍵課題，並透過第三章的洞察需求工具運用，充分了解推動組織於實務場域中，所洞察到的使用者需求是否與其組織自身所評估的相同。

（三）確立場域中關鍵課題並評估優先順序

推動組織帶著自身評估與實地場域觀察洞察後的關鍵課題，再進一步與社區的領導者及民眾，運用參與式設計的方法，共同確立場域中所需要處理的課題有哪些，並將盤點出的課題列出優先順序。

（四）確立後續行動價值

確立場域內所要處理的課題先後順序後，則是要與社區民眾共同討論，藉以凝聚社區民眾對於後續處理課題的行動價值。

二　界定社區內關鍵行為者與資源（參與式設計的運用）

（一）界定場域中關鍵行為者與資源

每個社區都存在有獨特的資源與社會組織，如何從前一階段評估後的關鍵課題中，延伸連結社區內的關鍵行為者與資源，就成為後續能否發展解決關鍵課題服務方案的關鍵所在。

（二）與關鍵行為者建立關係

確立好社區內有意願參與的利害關係人之後，推動組織就需要透過參與式設計的過程，開始與利害關係人建立信任關係。

（三）引導利害關係人共同討論場域所面對的關鍵課題及所需的資源

與社區內願意參與的利害關係人建立關係後，就需要引導利害關係人共同參與場域課題解決方案設計的討論，並且盤點解決方案未來所需要連結的資源，並尋求關鍵資源投入於方案中，這就是開始將社會創新的方案設計原則，與參與式設計方法相互融合使用後的操作步驟。

三　服務方案的推動（社會創新服務方案設計的工具運用）

（一）連結關鍵資源共同設計服務

於前一階段確立服務方案發展所需要的資源後，緊接著推動組織就需要連結的關鍵資源，共同參與在方案的服務設計中，發展出對應解決場域關鍵課題的服務方案。

（二）產生社區獨有的資源網絡與服務模式

持續實踐與推動服務方案，並於行動過程中，產生因應社區關鍵課題，所形成的特有資源網絡與服務內容。

（三）校準服務模式與內容

在服務方案行動的過程中，需要不斷與社區民眾、網絡內參與的利害關係人，溝通調整服務內容，以校準服務方案的內容，確保服務方案是符合社區民眾的需求與期待。

（四）建立服務使用規範

在前述的服務方案推動執行穩定後，參與在社區設計服務方案的利害關係人，則需要共同研擬服務方案後續推動的相關規範，以確保服務方案能夠於社區內永續發展。

第四節　社會創新價值運用的案例解析

以社會創新價值原則來設計的服務或是商品，以社會創新三原則來進行檢視時，最關鍵的一項原則莫過於「存續性（viability）」這項原則，許多服務或是商品的設計，最難滿足的也就是存續性這項原則。往往在服務或是商品的設計過程中，我們都能夠很輕易的將所設計出的服務與商品，設定出我們自己所想要解決的需求性，我們也都會宣稱是因為看到使用者的某項需求，所以才會運用我們的專業設計出某個服務或商品。但更實際來說，如果某個組織沒有經過筆者前述所提及的各項步驟，設計出的

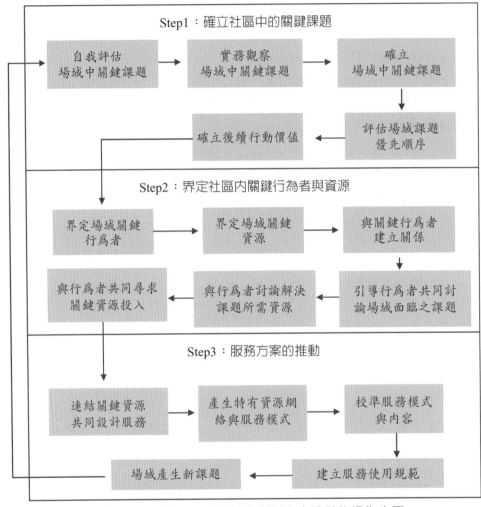

Step1：確立社區中的關鍵課題

自我評估
場域中關鍵課題 → 實務觀察
場域中關鍵課題 → 確立
場域中關鍵課題

確立後續行動價值 ← 評估場域課題
優先順序

Step2：界定社區內關鍵行為者與資源

界定場域關鍵
行為者 → 界定場域關鍵
資源 → 與關鍵行為者
建立關係

與行為者共同尋求
關鍵資源投入 ← 與行為者討論解決
課題所需資源 ← 引導行為者共同討
論場域面臨之課題

Step3：服務方案的推動

連結關鍵資源
共同設計服務 → 產生特有資源網
絡與服務模式 → 校準服務模式
與內容

場域產生新課題 ← 建立服務使用規範

🖎 圖 5-3　洞察需求與社會創新方案設計的操作步驟

服務或商品，廣泛的被使用者所接受，那就代表這個組織所設計出的服務或商品，確切的打中了使用者的需求，所以被使用者所廣泛的接受。但筆者要提醒的是，這樣的機會或許在現實社會中，是難得一見的機會，畢竟對使用者來說服務或商品好不好用是一件很現實的事情，這也是考驗每個組織推出的服務或商品，是否具備「存續性（viability）」的原則。

　　為了讓讀者能夠更進一步理解，社會創新的價值運用在服務或商品設計過程中的概念，筆者將於本節內文，分別說明如何定義失敗與成功的社會創新案例。

（一）失敗的社會創新案例——AI 照顧機器人

　　大數據與人工智慧的運用，似乎是未來人類社會中的必然趨勢，人工智慧運用在現代人類社會的生活無所不在，例如：智慧型手機、電動車的自動輔助駕駛、掃地機器人等，都是人工智慧運用在解決人類生活的重要經典案例。但筆者提出了 AI 照顧機器人是一個失敗的社會創新案例，似乎有點違背了當代的人工智慧技術的發展趨勢。

　　我們進一步來檢視為何 AI 照顧機器人，筆者會認為是一個失敗的社會創新案例。首先，從社會創新的需求性與可行性原則來檢視。在需求性原則上，高齡人口越來越多，許多高齡者都有被照顧的需求出現，但是青壯年人口卻很難投入照顧服務領域，這也形成了照顧服務人力的缺口，越多的高齡者就需要更多的照顧服務人力。於是從可行性原則來說，人工智慧的專家運用其人工智慧技術，發展出 AI 照顧機器人，希望能夠補足照顧服務人力不足之處，以解決高齡社會的照顧需求。從需求性與可行性兩項原則來評估，確實 AI 照顧機器人，似乎有其被發展的重要性。但大家再嘗試從存續性原則來思考，我們只需要問一個基本的問題：「各位，你／妳老後有照顧需求時，想要被機器人照顧嗎？」這個問題筆者在三年內，大概問過超過千人，有 90% 以上的人都搖頭，表示自己老後不想要被機器人照顧。各位也可以嘗試問看看你／妳身邊的長輩，看看他們老後需要被照顧時，願不願意被機器人照顧。

　　如果這個社會上有 90% 的人，都認為自己的老後生活並不想要被機器人照顧，那代表一個意義，就是 AI 照顧機器人這項商品的研發，雖然滿足了需求性與可行性兩項原則，但是在存續性的原則上，先不論 AI 照顧機器人的費用使用者願不願意買單，光是使用者願不願意使用 AI 照顧機器人來照顧自己，就已經有許多否定的答案出現了，所以我們還能定義 AI 照顧機器人是一項社會創新的產品嗎？我想答案是否定的。

　　回過頭來思考，為什麼智慧型手機、電動車的自動輔助駕駛、掃地機

器人等，這些 AI 的產品能夠被使用者所接受，但 AI 照顧機器人卻無法被使用者所接受。我們進一步思考，會發現像是智慧型手機、電動車的自動輔助駕駛、掃地機器人等這些商品，都是作為補充性的用途，主要是在提升使用者的生活能夠變得更有效率。所以人工智慧技術的運用，對於使用者來說或許是在於提升效率這個關鍵，而非完全的替代某項人類所需要的服務，如同對於人的照顧這件事情。從另外一個角度思考，人本來就是群聚的動物，需要有溫度的服務，如果因為照顧人力的缺少，而改用機器人提供照顧，缺少了人與人之間的互動連結，是不是會讓使用者覺得雖然生理照顧需求獲得解決，但是心理層次的陪伴與互動需求，卻始終無法獲得有效的改善，而讓使用者更加拒絕使用機器人來進行照顧服務。

　　人工智慧的技術運用確實是人類未來生活重要的發展趨勢，但是「科技始終來自於人性」，所以當服務或商品的開發者，在思考如何運用自身的技術解決社會問題時，或許開發者或設計者，需要多一點使用者角度的思維，不僅要兼顧需求性與可行性的原則外，也需要顧及存續性的原則，如此才能開發或設計出真正符合使用者需求的服務或商品。

（二）改變地圖使用習慣的社會創新案例 ── 倫敦地鐵地圖

　　圖 5-4 是臺北捷運的地圖路線，大家應該都相當熟習這樣的地圖，將位在地下的捷運以點跟線的方式，簡要呈現出各站的路線。但當大家看到這樣的捷運地圖時，第一個感覺是什麼？有沒有覺得疑惑，這張地圖的呈現方式跟傳統的地圖好像不太一樣；又或者覺得這張地圖很好，沒什麼特別的感覺，就是一張很清楚告訴乘客要怎麼搭車、轉車、下車的地圖。

　　為何筆者要拿捷運地圖來跟大家做說明，各位讀者是否想過，如果捷運地圖用傳統的地圖形式來呈現的話，那捷運地圖將會變成什麼樣態，是否還能夠清晰簡要的告訴乘客該在哪一站上車、轉車、下車呢？

　　捷運地圖可以說是一個典型的社會創新的案例，最早的捷運地圖可以追溯到 1931 年的倫敦地鐵地圖。1863 年第一條倫敦地鐵的路線通車，在往後的幾十年來，因應倫敦的都會化發展，地鐵的路線被交錯興建而成，希望成為倫敦地區最為便利的交通運輸工具。到了 20 世紀初，要讓設計師在一張圖上完整的呈現倫敦地鐵的路線，已經變成一件相當困難的事

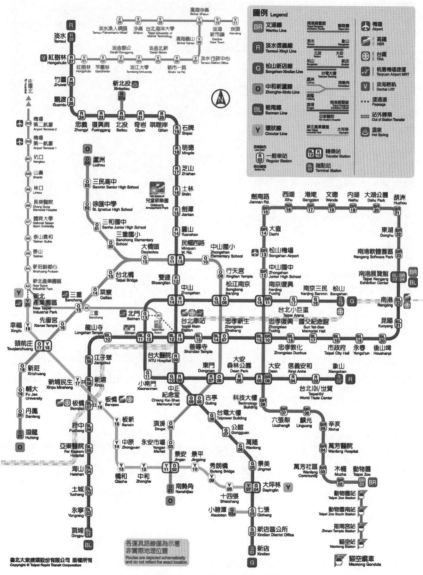

圖 5-4　臺北捷運地圖

資料來源：臺北捷運公司網站。

情，這也讓地鐵的地圖成為許多設計師的棘手難題。1925 年 Harry Beck 加入了倫敦地鐵集團信號工程師辦公室，並在 1931 年設計了新的倫敦地

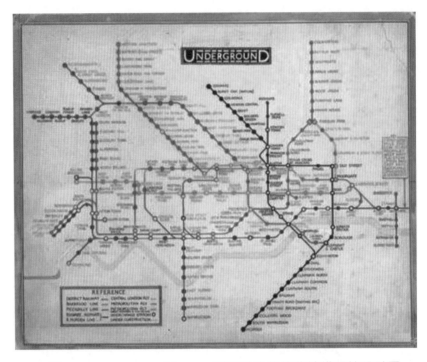

✍圖 5-5　Harry Beck 於 1931 年所設計的倫敦地鐵路線設計圖
資料來源：BBC 英倫網，網址 https://www.bbc.com/ukchina/trad/vert_cul/
2015/07/150729_vert_cul_london_underground_map_design。

鐵路線設計圖（見圖 5-5），這張設計圖的出現不僅成為倫敦市民和遊客的有效地圖工具外，也帶動改變了全球地鐵與捷運的地圖設計[1]。

　　不知道讀者們有沒有發現，原來臺北捷運的地圖也是依循著 Harry Beck 於 1931 年所設計的地鐵路線圖而來，這個將近 100 年前所設計的地圖，卻在這將近百年的時間裡，影響著全球各地的地鐵及捷運路線圖的設計。Harry Beck 當時設計這張地圖時，有三個明顯的特點：1. 以顏色區分路線；2. 路線多以水平、垂直、45 度角三種形式表現；3. 路線上的車

1　資料來源：BBC 英倫網，2015/7/29 報導，〈倫敦地鐵圖：塑造一座城市的設計〉，網址 https://www.bbc.com/ukchina/trad/vert_cul/2015/07/150729_vert_cul_london_underground_map_design。

站距離與實際距離不成比例關係。Harry Beck 當時設計圖一完成後，許多設計師提出質疑，認為 Harry Beck 的設計圖根本不是地圖，完全不是原本地圖所該有的呈現概念。但 Harry Beck 認為，搭乘地鐵的乘客進到地鐵站後，他所關心的就是要在哪一站轉車，該在哪一站下車，至於下車後要如何到達目的地，那是乘客離開地鐵站後的事情，不是乘客於搭地鐵時所要理解的事情，乘客僅需要知道他該在哪一站轉車、下車就可。

　　Harry Beck 的地鐵設計圖完全翻轉了原本傳統的地圖概念，他從一位乘客進到地鐵站後，要如何使用這個複雜的地鐵路線抵達目的地的想法，來重新思考設計倫敦地鐵的地圖。後來也證明 Harry Beck 的設計理念是正確的，正因為他站在使用者的角度思考地圖的設計，而讓這樣的設計理念能夠影響全球各大城市的地鐵地圖設計，也讓這樣的設計理念流傳了近百年。

　　我們進一步的從社會創新三原則來思考 Harry Beck 的地鐵地圖，從需求性的原則來看，每位搭乘地鐵的乘客，都需要一張能夠清楚告訴他該如何搭乘的地圖；以可行性原則來說，設計師具備有設計的能力，能夠將地鐵站轉化成地圖，作為指引乘客搭乘的主要工具；就永續性原則來說，Harry Beck 的地鐵地圖完全簡化了複雜的地鐵路線，用簡單的點跟線告訴乘客要在哪裡搭車、轉車、下車，將原本複雜的地圖，簡化成一張只有點跟線的地圖，讓使用者能夠更加清楚理解要如何搭乘地鐵。從社會創新的原則來檢視 Harry Beck 的地鐵地圖，會發現 Harry Beck 的設計，完全從一位使用者的角度來思考，也讓他的設計成為改變全球城市地鐵地圖的設計，也因此能夠流傳近百年的時間。

（三）　重點在於「存續性」的原則

　　從前述的 AI 照顧機器人與倫敦地鐵地圖的設計案例，一個是近年的重要科技發展案例，另一個則是近百年以前的設計案例。筆者從兩個相距近百年的案例，跟各位讀者進行社會創新價值的檢視分析，主要是想讓讀者們理解到，並非將當代的新穎科技運用在社會議題上，就是一個好的社會創新案例。而是需要以「存續性」的原則，來檢視服務或是商品的設計，唯有如此，才能夠開發或是設計出一個好的社會創新服務或商品。

　　因此，筆者要再一次強調，一個真正能夠解決社會問題的服務或商品，關鍵並不在於他運用了多先進或強大的科技技術，而是要關注這項服務或商品的存續性，開發或設計出來後，能夠真正被使用者所接受及使用，這樣才能算是一個真正成功的社會創新服務或商品。各位在思考服務方案設計時，必須要從使用者的角度來思考，方能夠設計或研發出一個真正符合使用者需求的商品或服務。同樣的，建構共生社區照顧模式的真正目的，是希望能夠滿足在地社區內的需求，所以推動組織在發想或設計共生社區照顧模式的方案時，必定要能夠站在需求者的角度來思考，如何能夠設計出滿足使用者需求的服務模式，便是從「存續性」的原則，來檢視推動組織的服務設計內容，而這也是讓共生社區照顧模式能否在社區內永續推動的重要關鍵。

第六章

關鍵策略五：
社會經濟的運作模式

　　共生社區照顧模式主要是以關注社區內需求為主，進而連結在地利害關係人的資源，設計出能夠滿足社區內需求的相關服務。因為共生社區照顧模式的服務發展特性，往往也會讓許多模式的建構過程，需要仰賴在地的經濟手段，來協助推動共生社區照顧模式的中介組織，能夠有自有財源，來協助發展滿足在地各項需求的服務。推動共生社區照顧模式的過程中，因為涉及到經濟模式的建構，而共生社區照顧模式又是一個不以獲取利潤為主的服務模式，因此，推動共生社區照顧模式的中介組織，在建立在地化的經濟運作模式時，必須要能夠跳脫現行市場經濟的運作邏輯，重新以「經濟手段是為了解決社會問題，或是滿足社會需求」的角度，來思考共生社區照顧模式中經濟工具模式建構的主要價值，而這個價值正是筆者將於本章介紹的「社會經濟」價值。

第一節　市場經濟解決不了社會問題

　　資本主義歷經三百多年的發展，不僅成為人類社會主要的經濟運作模式外，同時也成為政府管理及政府政策推動的主要思維模式。資本主義原本期待透過市場經濟的運作，在一個完全競爭的市場中，讓所有的供給者在市場中競爭，藉由競爭的過程促使供給者提升服務或是產品的品質；而需求者就可於市場中獲取到最佳的產品或是服務。同時，人類社會也會因為市場的運作，從中獲取薪資，進而提升改變人類社會的生活品質。

　　然而，從近百年來的資本主義市場經濟發展歷史中，卻發現資本主義的運作，雖然為人類社會帶來大量的財富，但卻也在 1970 年代之後，陸續出現許多資本主義社會所帶來的問題。市場經濟體制面對貧窮、不平等、經濟無效率等議題時，政策上皆強調以市場經濟、國家責任，以及促進國際經濟的整合等方式來解決市場經濟所面臨的種種問題，但市場經濟的處理模式是否真能提供一個較佳的解決管道，受到各界挑戰（Amin, 2009: 4）。

　　弱勢群體在市場經濟體制中，一般廠商所提供的商品與服務，對於弱勢群體來說並不具有高度的可接近性，使得這些社會中的成員無法獲得他們所需要的財貨與物品，進而導致市場運作的失靈（Social Economy

Europe, 2013）。是以，市場經濟在面對其自身所創造出的問題時，若再以市場的解決模式來處理前述問題，是否能為社會創造出一個最佳的解決模式令人感到質疑。近百年來，因為全球化的關係，加速的資本全球化效應，原本只在單一國家內運行的市場經濟體制，在全球化的催化下，瞬間變成了全球經濟市場主要的運作模式，並且掏空國家的經濟市場，提升到全球的市場中進行經濟模式的運作。而這樣的運作模式，自 1970 年代開始，為市場經濟帶來許多新的挑戰與問題。

（一）1970 年福特主義逐漸產生脆弱性

福特主義開始逐漸產生脆弱性，這個脆弱性的經濟系統在八大壓力下逐漸產生轉變，這些壓力包含：1. 全球能源價格的上升；2. 低工資國家重要性的提升，且新經濟體系的彈性化；3. 工資的轉移與全球勞動者的反對聲音；4. 沉默資本的減少；5. 新技術成長與組織原則不再長期依賴經濟規模；6. 混合生產產品的需求下降，與消費者的消費力提升；7. 代議民主的衰退；8. 法治國家下官僚體制的沒效率，福利支出的上升，交易管理與開放國際經濟投資的困難性。

（二）1980 年代雷根與柴契爾的新保守主義

雷根與柴契爾時代所創造的混合式新自由經濟概念，主要是在多元化的資本主義經濟下創造利益成長，創造出不同型態的資本主義，透過不同方式組成資本主義的社會關係，並以不同方式結合成資本主義與非資本主義階層的社會關係。管理主義的興起，讓許多社會服務組織開始加入績效管理的行列，也讓社會服務組織開始以經濟目標審核社會目的的達成，而此方式也成為許多社會服務組織落實課責性的方法，但也產生了此方法是否能夠完整評估組織社會目的的問題。

（三）1990 年代後的新興經濟社會議題

因為資本主義經濟體制運轉，創造出社會的貧富差距，與貧富差距對於社會穩定性產生的威脅，且市場經濟對於生態環境與人類生活產生許多威脅，尤其是倫理的議題最受關注。同時，資本全球化的流動，使得資本

主義的市場經濟運作體制因為在世界各地出現災難，各界也開始出現檢討的聲音，如何尋找出一個替代性或是補充性的經濟運作模式，來解決資本主義市場所面臨的種種困境，成為各個領域所關注的重點。

　　也正因為前述市場經濟體制帶來的種種現象，使得我們所生存的經濟世界中出現了一種新的經濟現象──「流氓經濟」，之所以稱為流氓經濟，是因為資本主義市場強調的利益極大化，使得部分人們開始以非法或不道德的手段賺取自身的利益，而這樣的賺取方式卻造成其他或大部分人的利益損失，這樣的流氓經濟模式有：性交易、毒品交易、軍火交易、賭博、販賣菸草、血汗勞工等現象的出現。

　　市場競爭中的弱勢群體，在市場中位處在不利地位的角色定位，要解決此群體所面臨的困境，不應持續著重於市場經濟的財貨分配模式的解決，而是應關注經濟社會運行機制的補充、完善與再造（劉潤葵，2009：44），也就是能否在現存的人類社會中，找出一個補充性的經濟運作方式，來協助弱勢群體解決其在社會上所遇到的問題。而從歐美國家社會的歷史發展中，因為前述自由市場經濟體制帶來的社會經濟危機，致使其發展出以社群治理為中心的社會經濟模式。

第二節　一個新的經濟思維模式 ── 社會經濟

　　歐洲在一股後福特主義時代來臨時，社會中發生一系列的社會排除現象，社會創新即是在這一股氛圍下發展出來解決社會排除的問題。1990年代起社會科學的研究也跟隨前述的風潮，興起對於社會創新課題的討論，但初期多著重於企業行政革新的研究，主要在人性與制度的改變，並開始將社會資本納入企業競爭的討論中。進入 21 世紀後，社會創新的相關研究也在政府部門及第三部門中進行討論（Gerometta et al., 2005: 2007; Frank et al., 2005）。正因為資本主義社會已主宰人類生活兩百多年，經濟也逐漸成為人們生活重心之所在，但資本主義的市場經濟並無法滿足社會中的所有群體（Ostrom, 1990; Wright, 2010），人們開始尋求一個不同於市場經濟體制的模式，嘗試以「社會經濟」這種創新的模式來滿

足社會中的弱勢群體。

　　綜觀社會經濟自 19 世紀以來的發展歷程，陳東升（2012：24）將其區分為四個階段：第一階段的社會經濟組織是互助支持組織（mutual support organizations, mutuelles），於 1840 年代到 1850 年代之間，工匠團體面對市場競爭逐漸瓦解而興起；第二階段則是發生在 1873-1895 年，因為集中型（資本密集）的資本積累模式之興起，小型的農工生產者組成農業合作社或是儲蓄合作社來降低這種模式對他們的衝擊；第三階段是 1929-1932 年全球經濟大恐慌，一般民眾透過組成食物或是住宅消費合作社來取得可以負擔的生活必需品；第四階段則發生在 1970 年代，是為了回應大量生產的經濟危機，以及福利國家負擔過重的危機。

　　社會經濟學在過去經濟發展中，始終不是一個主流的經濟發展模式，但在討論需求導向與非市場經濟時，社會經濟經常能夠清楚地提供一些運作模式可供參照（Amin, 2009: 4）。該模式之所以能夠成為市場經濟的主要替代模式，在於社會經濟學是研究市場競爭中的弱勢群體，以及其轉化機制的一門學問，其主要思考資本主義需要負擔更多的社會責任，以需求、利害關係人為導向，必須要把經濟視為整合許多類型的市場型態、社會協調與倫理定位，社會經濟組織能夠提供可接近性的財貨與物品給社會中較弱勢的人們，並且透過這樣的運作方式提供工作機會給社會中的失能者（Amin, 2009: 5; Social Economy Europe, 2013）。

　　社會經濟學所創造出的「經濟工具」，主要功能在於培力劣勢的社區組織或弱勢群體，讓社區及弱勢群體具有自我經濟運作的能力。是以，社會經濟的主要目標在於提供福利的功能，回應國家與資本主義體制運作下所無法提供的福利功能，社會經濟不是經濟的一部分，而是應該被視為是政治的一部分（Amin et al., 2002: 2）。質言之，社會經濟在資本主義的市場經濟運作中，可作為一種補充性的經濟工具，解決市場經濟為弱勢群體所帶來的困境，滿足市場經濟無法為弱勢群體滿足的需求，而社會經濟模式在資本主義的體制下，可被視為一種社會創新的經濟模式。

　　透過社會創新的策略，發展出社會經濟此一補充性的經濟策略，讓經濟工具能夠滿足人們的需求，成為組織滿足社會目的的重要方法，也讓第三部門成為經濟分配中的主要體系（Frank et al., 2005: 1980-1981）。第三部門能夠成為補充性經濟模式的主要推動角色，在於它比政府與企業

較能夠貼近社區的聲音，了解社區的需求、代表性與課責性，它們較具彈性，能夠結合不同組織了解地方需求，透過測試新的想法、方法、產品與服務傳送的形式來解決社區需求（Lukkarinen, 2005: 422）。

　　質言之，第三部門為推動社會經濟的主要組織樣態，其能夠結合社會與經濟目的，創造一個多元、彈性且融合不同型態的組織運作模式，藉以滿足非市場經濟所能滿足的需求，而第三部門為社會中的創新角色，社會經濟則為經濟中的創新模式，第三部門擔負起社會經濟的推動，成為社會中創新的運轉模式，藉以滿足過去人們所不能被滿足的需求。

　　社會經濟學近年來，在市場失靈的情況下，逐漸扮演起一個替代性的經濟運作模式，特別係針對農村、社福、健康、永續發展、解決社會排除、社會衝突、社會資本不足等議題，因前述問題在私人資本或公部門透過市場的自我調整機制，或總體經濟政策的運作下，都無法有效解決這些問題（Haugh et al., 2007: 987-988; Hudson, 2009；陳方隅，2012：9）。結合多元的志願性微經濟團體，來解決個人、家戶與家庭的需求，是一個介於資本主義與公部門間的社會組織，結合了新舊的社會需求，而這些需求是人們透過市場機制的操作所產生的，社會經濟透過合作與相互的協助來獲取資源，或是透過贊助與基金的形式，並提供非市場機制的服務給個人、家戶與家庭（Monzon et al., 2008: 552）。

　　社會經濟的目的並非創造組織的利益極大化，而是創造足夠資源滿足組織成員需求，其是在一個沒有固定標準與官僚體制下的狀況來運作，如此可以滿足市場經濟與官僚所無法滿足的個人與社區需求（Amin, 2009: 8）。不同於市場經濟的運作模式（如表6-1），它的型態是多元且廣泛，因應地區性的特色而有不同型態的運作模式，透過理念與道德倫理來促進成員間的連結，培力成員投入參與地區的社會經濟活動中，而這些成員是來自於社區中擁有多元生活經驗的住民，拓展成員的能力，運用成員過去的經驗能力或是學習新的技術能力，來共同建構、創造地區的社會經濟利益（Cameron et al., 2005）。

✍ 表 6-1　社會經濟與市場經濟的比較分析

面向	市場經濟（主流經濟）	社會經濟（替代經濟）
空間尺度	區域、全球	地方接觸
合作單元	單一	多元
發展規模	大規模	小規模
組織合作方式	競爭	合作
運作模式	中心	去中心
發展定位	私人定位	社群定位
目標	賺取利潤	解決社會問題
方法	利潤極大化、競爭、中心化、非社會鑲嵌	利潤最適化、合作、去中心化、社會鑲嵌
組織型態	私人定位、管理導向	社群定位、社群導向
與環境關係	非永續	永續

　　有鑒於社會經濟學的特性，在建構共生社區照顧模式的過程中，其所關注的核心議題與社會經濟學的核心目的相吻合，這也是筆者認為如果要在建構共生社區照顧模式的過程中，加入經濟工具的運作模式，那推動的組織就必須要跳脫過往市場經濟的既有思維，必須要以「社會經濟學」的途徑，重新來理解「經濟工具」的目的，主要是用於解決在地社區的需求與問題，而非協助追求利益極大化為首要目的。

第三節　歐美國家的社會經濟組織發展歷程

　　社會經濟的運作模式，在歐洲已經運行有百年以上的時間。早期多以民間組織自發性推動為主，多數為關注城鎮或社區內的社會問題，而開始集結在地公民組織的力量，將經濟作為解決在地問題的工具之一，而發展出社會經濟的運作模式，如英國的布里斯托，為了解決在地經濟效益被資本家賺走的問題，推動布里斯托幣，來作為該城鎮的其中一個流通貨幣，讓許多在地的消費能夠留在在地的產業。歐洲地區的國家也進一步在

1980 年代，將社會經濟的運作模式落實到國家政策中，強調以社會公益目的與永續發展為主要目標，這樣的方向在歐洲國家早已受到行政與立法部門的重視，被視為一種對現有市場經濟體制的補充模式，且可以「深化及強化經濟民主」，顯見歐盟對經濟民主的重視，將經濟民主視為重要的追求目標（陳方隅，2012：4），也因為每個國家的政治社會文化背景不同，社會經濟的運作模式，在各個國家中所推動的政策模式也有所不同。

一　歐洲地區的社會經濟組織發展過程

　　歐洲國家在 1980 年代開始討論「社會經濟」或是「第三部門經濟」，事實上就是推動以實踐經濟民主原則的組織形式（歐盟稱作「社會經濟企業」）作為傳統資本主義（尤其是新自由主義式資本主義）的並行方案（陳方隅，2012：7-8）。歐盟的社會經濟組織呈現出幾種特質：合作、聯合、多元的社會單位共同組成的一種新樣態的企業形式，這樣的組織目標在於把社會與經濟的價值融入於組織的運作當中，提升社會經濟組織於歐洲地區，運用來解決社會問題的角色與價值（Social Economy Europe, 2013）。

　　在歐洲出現許多社會經濟型態的組織，主要在於整合社區內民眾的需求，運用民眾的參與、整合社區內資源、連結社區外公私部門間的資源，建立不同層級的資源網絡，共同促進組織成員的生活，並減少成員被市場經濟所帶來的負面衝擊，此種促進成員生活的內容並不受限單一形式，可以包含社福、醫療、文化、歷史、貧窮等的型態（Frank et al., 2005: 1970）。簡言之，歐盟地區各國所發展出的社會經濟組織型態，主要在於作為補充市場經濟所不足之處，以解決社會所存在的複雜問題，與滿足社會中弱勢群體的需求，而這樣的組織型態弱勢族群作為組織的成員，並非只是單純的作為組織提供服務的標的對象，而是組織培力弱勢族群參與組織的社會經濟運作，藉由自身力量來解決社會問題與滿足需求。

　　歐洲地區社會經濟模式興起的主要背景因素在於：經濟的緩慢成長、地區的不平等、地區性老化問題嚴重、部分地區因為工作機會而興起移民問題嚴重，以及歐洲社會模式的新自由主義成長所帶來的壓力（Peter, 2007: 63-66）。歐盟所稱的第三系統其實就是第三部門產業化，主要是

歐盟各國所發展出的社會經濟組織樣態，其推動是以互助與協力為核心，強調社經體系中各部門間之協力夥伴關係，其所推動的經濟產業活動，除了具有在地化與提供在地就業機會外，同時也凝聚社區的力量，來提升社區民眾的生活品質等功能（曾梓峰，2003：35）。

　　歐洲社會經濟聯盟所倡議的「社會經濟章程」（Social Economy Charter），也明確揭露社會經濟組織的內部必須包括下述七點：1. 重視個人及社會目標高於追求資本與利潤。2. 成員的參與必須是開放而志願的。3. 由成員以民主方式自主管理。4. 營運目標必須結合組織成員，服務使用者的利益和公眾利益。5. 維護與實踐社群之間的團結精神及相互負責的基本原則。6. 獨立於政府部門之外，實行自主管理。7. 盈餘主要用於維持永續發展的目標，除提供個別成員服務之外，同時照顧公眾利益（陳方隅，2012：10）。

　　歐洲各國對於經濟的發展逐漸產生新的認知，此認知在於經濟發展必須伴隨社會的平衡。社會的平衡包含追求一致性、平等及減少貧窮等概念，而這樣的發展必須要有充足的公民社會與公權力的參與力量，透過不同的方法與工具將弱勢團體整合到社會當中，以創造充足的就業（Margita, 2005: 419）。同時歐盟地區也發現社會經濟組織是一種經濟組織的型態，但其並不如市場經濟中的廠商，係以追求經濟價值為主要目標，其所追求的是社會問題的解決與經濟價值，而藉此能夠減少成員與組織對於國家福利的依賴（Social Economy Europe, 2013）。是以，從歐盟各國所推動的社會經濟組織樣態中，所謂的「社會經濟」組織型態，包括：社會企業、合作社、非營利組織、社區產業、團結經濟等多樣化的型態，而這些組織樣態，目的在於解決歐洲社會所面臨的各項社會問題。

　　此外，由於社會經濟的組織肩負社會政策的目標，對於歐洲各國而言，此種組織型態同時也是歐洲各國解決失業問題，以及強化社會信任之重要機制（Defourny, 2001: 1-28; Adam, 2006: 20-35）。而從歐洲地區的社會經濟推動經驗中，社會經濟組織確實也解決了許多歐洲地區近年來面臨的失業問題，從歐盟的社會經濟報告資料中，可以發現在 1980 年代推動社會經濟組織以來，該類型的組織為歐洲地區提供了 10% 以上的商業價值，並且提供超過 200 萬人以上的工作機會，這樣的工作人口約等於歐洲地區 6% 的就業人口（Social Economy Europe, 2013; Internation

Labour Office, 2013）。顯見，在歐洲地區社會經濟組織成為市場經濟中企業型態的另一種選擇，選擇此種類型組織的目的，在於這類型的組織是以經濟工具來解決社會問題，並非以追求利潤極大化為主要目的，相對的能夠為整體社會帶來更多的社會目的效益。

如同歐洲大陸各國的社會經濟組織發展歷史，英國地區的社會企業與小型經濟組織的歷史也相當悠久，根據 Social Enterprise UK 在 2011 年所作的調查報告顯示，有 21 年以上歷史的社會企業有 24%、小型經濟組織有 40%；11-20 年間的社會企業有 22%、小型經濟組織有 26%；6-10 年的社會企業有 23%、小型經濟組織有 18%；3-5 年的社會企業組織有 17%、小型經濟組織有 11%；2 年以下的社會企業有 14%、小型經濟組織有 8%。顯見社會經濟的運作模式在英國地區早已運行許久，以 20 年以上的社會經濟型態居多。

而英國的社會經濟組織多是由地方層級的組織所發動，鄰里社區層級的組織有 20%、單一地方政府所主導的有 19%、由多個地方政府共同主導的有 16%，地方層級所創造出的社會經濟組織比例高達 55%。從英國的社會經濟組織的僱用人數觀之，僱用的員工數在 1-9 人者較多有 84%，有 14% 的組織僱用 10-49 名員工，僱用超過 50 名員工的組織僅有 2.5%，顯見英國地區的社會經濟組織主要以小型的社會經濟組織為主要樣態。

社會經濟組織主要在於協助解決社會問題與滿足人們的社會需求，社會經濟組織的運作可能是要滿足單一目標或是同時達成多重目標，以前述的英國研究報告指出，英國地區的社會經濟組織主要處理社會排除問題居多（21%），其次為財政問題（17%），促進教育與提升文化的目標經常被放在一起，有 24% 的社會經濟組織共同處理解決這兩項目標，其餘則是有其他經濟組織在處理不同的社會問題。

英國的小型與地方型社會經濟組織會如此蓬勃發展，主要關鍵在於新工黨政府執政下的新地方主義策略，社會排除是地方社區解決社區問題的主要事項，而政策推動參與的過程是呈現網絡治理的樣態，其中有多元利害關係人的參與，包含不同層級的公部門、私部門，以及地方層級的 NGO，共同參與政策的推動過程（Ash et al., 2002: 26）。新工黨政府重用第三部門參與公共服務的提供，其中發展出社會經濟本質的社會企業與小型社會經濟組織模式，這兩種模式提供的就業人口逐年上升，為傳

統公私部門的就業型態提供了一種不一樣的就業模式（Helen et al., 2007: 979）。

　　Ash et al.（2002: 10）根據歐洲大陸各國的社會經濟發展目標與發展模式，總結歐洲大陸各國與英國的社會經濟組織發展模式，提出歐盟各國的社會經濟發展模式主要有四種，分別為：（一）Rhineland 模式包含德國、法國、比利時，德國是市場的社會經濟，結合四種要素，分別為福利協會、合作、健康互助與大量的志願組織，但是這都缺乏一個對於社會經濟普遍的覺醒；法國是由國家出面支持的社會經濟系統；比利時則是混合德國與法國的社會經濟模式。（二）Nordic 模式主要是北歐國家的模式，包含芬蘭、挪威、瑞典三個福利國家，傳統固定的人口群、大量的公部門，與強力的福利國家是這個類型的特徵，這些國家逐漸減少公共的財政支出，公部門的服務逐漸與第三部門合作提供，尤其是在鄉下地區。（三）Mediterranean 模式則是義大利、葡萄牙與西班牙等國家，這些國家的第三部門與非營利組織相當強大。（四）Anglo-Saxon 模式主要是英國模型，強調解決社會排除，社會經濟被定義為地方的特別情境，透過社會經濟與第三部門途徑，伴隨不同的合作關係、信用單位、傳統互助、志願組織、社會導向的商業與住宅支持的組織。

　　另外，Monzon et al.（2008: 570）則是根據社會經濟組織的就業人口型態，將歐盟各國的社會經濟組織型態區分為三種類型，主要有：（一）北歐模式（Northern European Pattern），北歐國家有高比例的人們在社會經濟組織內部工作，荷蘭 10.7%、愛爾蘭 10.6%、法國 8.7%、英國 7%，具有大量的第三部門非營利組織提供服務。（二）拉丁模式（Latin-Scandinavian European Pattern），受僱於社會經濟組織的人員比例屬於中間階層，義大利 7.5%、西班牙 5.9%、瑞士 5%、芬蘭 8.5%，具有較多的工作者、消費者與農業的合作，並且活化公共政策朝向合作式的型態。（三）東歐模式（Eastern European Pattern），參與社會經濟的人口有 4.2%，未來極具潛力發展社會經濟組織的型態。是以，歐盟各國蓬勃發展的社會經濟組織無論以何種模式進行分類，不爭的事實是這些社會經濟組織已經某種程度上為歐洲各國解決了國內的許多社會問題，尤其是失業問題成效最為卓越。

二　美國的社會經濟組織發展過程

美國對於社會經濟組織的發展與推動不如歐盟各國來的積極，雖然美國費城早在 1865 年出現了一個互助合作的組織。此一合作組織透過自我促進的方式增進相互間的合作，在 19 世紀的勞工概念下帶領出一個不一樣的氣象，這個組織的合作生產（cooperation）目的是要增進成員的道德性、社會性、精神上與政治上的目的，而這樣的合作生產模式能夠帶來快樂與幸福，並且使參與的成員遠離貧窮（Leikin, 2005: 1）。但這樣的社會經濟組織發展模式並未在美國刮起旋風，反而是市場經濟所創造出的經濟成效更加的吸引美國，也因為市場經濟的蓬勃發展，使得社會經濟組織的發展並未在美國受到重視。

直到 2007 年因為次貸風暴引起的金融海嘯，讓社會開始發現市場經濟體制的可怕，社會問題層出不窮，甚至還造成汽車工業大城底特律的破產，也讓當時有意競選美國總統的歐巴馬甚感頭痛。然而，就在歐巴馬於 2008 年就任美國總統後，社會經濟途徑成為歐巴馬選擇作為解決社會問題的途徑之一。歐巴馬在白宮底下設立一個跨部會的社會創新辦公室（Office of Social Innovation），主要是希望透過跨部會的整合，讓有意推動社會經濟組織的行為者，透過社會創新辦公室此一組織來達成推動社會經濟組織的目的。該組織成立至今也透過許多有別於傳統的政策推動模式，創造出不同於市場經濟模式的解決途徑，為美國近年層出不窮的社會問題提供一道良藥，但對於全球資本主義的代表性國家美國來說，這樣的政策推動並沒有在美國造成一股社會創新的浪潮。

綜合上述歐美有關社會企業發展趨勢，可以區分為歐美兩大發展趨勢，從歐洲經驗可以發現，其中社會經濟多指微型的合作社組織，扮演解決失業問題的社會角色；是以，社會經濟組織對於歐洲而言，具有社會目的（social goals）、經濟目的（economic goals）、社會政治目的（socio-political goals）三大目的，以及採取工作整合（work integration）及社會創新（social innovation）兩大策略。而這類型的組織，關注於社會目的之滿足或是社會問題的解決，不侷限於單一一種組織型態，透過在地社會脈絡的盤整，來發展出適合在地解決問題的社會經濟組織型態，是一個根植於在地社會脈絡與問題下的「互助合作」組織型態。

第四節 社會經濟的組織型態

　　社會經濟的理論途徑實踐於人類生活中，早在 19 世紀的歐洲就陸續發生，而且還持續延續到現今，同時在 20 世紀成為了歐洲各國解決社會問題的主要政策方法之一。社會經濟的核心概念就是以經濟手段來解決社會問題，或是滿足組織的社會目的，而對於每一個要推動社會經濟模式的組織來說，其具備有多種組織型態，可供推動組織選擇，包含社會企業、社區產業、社群經濟、團結經濟、合作經濟等幾種不同的組織型態。而社會經濟組織關注於在地問題的解決，因此推動組織要運用哪一種組織型態，作為推動解決問題的主要經濟模式，則是端看推動組織所身處的區域中，其所擁有的社會文化脈絡與利害關係人的資源網絡。根據不同的基礎條件，再進一步凝聚利害關係人的共識，設計出一個符合在地組織適合的社會經濟組織型態。筆者彙整過往的社會經濟組織型態，大致可將其區分為以下若干種型態。

一 社會企業

　　社會企業可說是近年最常聽見的名詞，也是近年常見的社會經濟組織型態。社會企業的組織型態主要是依據「營利組織」的型態來設計，透過商業營利的手段，來獲取利潤，以滿足社會問題與社會目的。各國的社會企業型態不同，有的國家有設置社會企業專法，作為社會企業組織設立的依據，我國則是沒有設立社會企業專法，而是以《公司法》來作為社會企業設立的法源依據。要設立社會企業的組織，透過《公司法》的相關規定設立，並於其公司章程中宣告所設立的公司組織為社會企業，並通過政府機關的認定，就成為社會企業公司的組織型態。這類型組織型態早在 1990 年代後，成為國內許多社福型非營利組織的發展樣態，這類組織希望透過成立社會企業，來多元化非營利組織的財務來源。

二 社區產業

　　社區產業的型態主要是以社區為單位，在我國則是多由社區發展協會來推動，過去在社區總體營造的政策中，也多有鼓勵社區發展社區產業

的政策引導機制。社區產業的主要運作目的，是希望透過社區的力量，集結社區內的產業，以社區為平臺，帶動社區產業的發展。或是社區透過產業的發展，成為社區籌措自有財源的主要方式，再將社區產業所賺取的營收，投入在社區的福利服務上。

三　社群經濟

社群經濟則是沒有一定的組織型態，由區域內願意產生合作關係的組織或是利害關係人共同組成，形成區域內的社群合作關係，共同針對區域內的公共事務或是議題，貢獻組織各自的專長與技術，形成社群內的經濟合作模式，並產生經濟收益後，回歸來解決社群所關心的議題，這是一種非正式的社會經濟合作關係，依賴社群的社會資本力量來運作。

四　團結經濟

團結經濟常以合作社作為一種經濟運作的組織型態，強調社群間的團結和共好，並且在產品的生產和製作過程中納入環境友善的要素。許多團結經濟合作社的目的是強化地方循環經濟，即在地生產、在地加工、在地銷售，將產值留於在地，高度具有在地性的特質，而且關注的是社群所在意的環境議題，透過團結合作的方式，發展組織對應環境議題解決的經濟運作模式。

五　合作經濟

合作經濟就是合作社的運作核心精神，其所關注的是合作社社員的權利義務關係，合作社最大的特色就是撤除一般企業大股東、小股東之間的權力不對等關係。在合作社的運作模式中，只要擁有股份的股東，無論是大股東或是小股東，在合作社內都具備有同等的決策權力。合作經濟發展最為蓬勃的就屬加拿大魁北克地區，該地區的工人銀行就是以合作經濟的方式在運作；臺灣最著名的合作社，就屬主婦聯盟消費合作社。

表 6-2　社會經濟的不同組織型態

類型	社會企業	社區產業	社群經濟	團結經濟	合作經濟
組織形式	公司	社區	無正式組織型態	合作社	合作社
運作理念	以營利公司的運作模式，來滿足社會企業公司的社會目標。	集結社區內部的產業，以社區為主要平臺，透過產業銷售獲得收益，提升社區內產業收益或是滿足社區福利服務開支。	區域內各類型組織因應特定關心的議題，共同發展經濟行動來解決議題，以社會資本為運作基礎。	強調社群的團結共好，經濟模式的發展會伴隨環境的議題而生。	關注社內成員的權利義務關係，社員都具有平等參與決策的權力。

　　建構共生社區照顧模式的過程中，沒有一定要以哪一種社會經濟組織型態，來作為經濟工具運作型態的設計，而是中介組織必須要關注所在的社區中，具備有何種經濟文化社會特質，以及社區內既有的資源網絡基礎為何；加上推動組織從洞察需求的過程中，認為社區內最需解決的議題為何，再進一步思考中介組織所要運用的經濟工具，以前述何種型態來進行設計，是比較能夠貼近在地需求的型態。質言之，建構共生社區照顧模式的經濟運作型態時，不僅要關注經濟工具是否能夠滿足在地需求的社會目的外，同時也需要根植於在地社會的脈絡中，來思考經濟工具的組織型態，要以何種型態來進行設計，最終比較能夠滿足在地利害關係人的期待。

第五節　高齡社會下的社會經濟組織案例

　　在第四章第二、三節的內文中，筆者分享了幾個國外運用民主價值運作經濟模式的案例，而民主平等參與的價值，也正是社會經濟的運作核心。由於筆者在第四章已經有分享幾個具有特色的案例，在本節的社會經濟組織型態的案例中，筆者會將案例放在關注高齡議題的社會經濟組織

上。也因為我國在 2016 年推出長照 2.0 政策後，讓高齡議題受到各界的關心，各類型組織如雨後春筍般的冒出，紛紛參與長照服務提供，讓長照的服務形成多元化的型態。改變了過往高齡議題的服務，多是由非營利組織為主要型態，來提供相關服務，這些多元的組織型態中，有營利組織的型態，有非營利組織的社團法人或財團法人型態，也有社會經濟型態的社會企業、社群經濟、合作經濟等型態。

較為特別的型態，則是團結經濟的型態，因為團結經濟的型態多以工會的方式呈現，這樣的模式在臺灣的高齡議題中，則是沒有相關的組織以此種型態進行推動。另外，社區產業的型態倒是在臺灣發展得相當蓬勃，主要是因為文化部的社區總體營造及農委會水土保持局的農村再生計畫長期推動緣故，讓臺灣許多農村地區的社區都有推動社區產業，讓社區產業模式在臺灣也有超過 10 年以上的發展時間，且許多同時推動福利化社區的社區，也都會將社區產業與福利化社區的業務相互結合，形成社區內部的永續發展模式。

綜觀我國關注高齡社會議題的社會經濟組織，主要存在於臺灣社會環境中運作的型態，計有社會企業、社區產業、社群經濟、合作經濟四種型態，不同型態的運作模式，分別列舉說明如下。

（一）社會企業

社會企業型態是現行長照領域中，最常見的社會經濟組織型態。許多年輕世代因為過去在非營利組織內工作，熟悉高齡社會議題後，離開非營利組織以社會企業的型態創辦公司，提供滿足高齡社會議題的各項創新服務，例如：銀享全球、串門子社會設計、愛蔓延社企、微家盟社企等公司。另外，也有因為本身是長照服務專業領域的人士，創立社會企業公司提供相關服務，例如：窩心生活事業、優照護、幸福村等公司。

（二）社區產業

社區產業型態在我國主要是在農村社區較為常見，因為 2008 年之後農委會水保局推動農村再生計畫，大力協助農村社區發展社區產業。同時也因為農村高齡化議題嚴重，所以讓許多農村社區早期發展社區產業時，

就是希望透過社區產業獲取收益，再回饋到社區辦理社區照顧關懷據點，協助照顧社區內的長輩，而這樣的模式也延續到 2016 年之後的巷弄長照站辦理上，許多農村社區都會透過社區產業的運作，將收益回饋到社區內的福利服務。較為著名的社區，有：彰化縣埔鹽鄉大有社區、南投埔里鎮珠仔山社區、南投魚池鄉澀水社區、雲林麥寮海豐社區等。

（三）社群經濟

社群經濟的運作模式在我國較為少見，主要是因為此種運作模式需要依賴非正式的合作關係，且需要高度仰賴地方的社會資本能量，其中透過社區貨幣的方式來建立社群經濟的運作，在我國仍有些地區在推動，例如：屏東小琉球的海洋幣（因應環境保護議題）、臺東蘭嶼的達悟幣（因應在地經濟議題）、南投竹山的光幣（因應觀光旅遊議題）等。而以長照為主要社會目的的社群經濟模式，就屬南投埔里的厚熊笑狗長照創新生活產業的運作模式，透過連結在地組織形成關注與友善高齡及長照的社群網絡，進行相關經濟模式的建立，以滿足在地的高齡照顧需求。

（四）合作經濟

合作經濟在長照體系中的實踐，從 2016 年之後就在臺灣各地陸續出現，而成立的組織多數是以關注照顧服務員勞動權益為出發點，成立照顧服務勞動合作社。我國最早以合作經濟模式成立的組織，就是屏東的第一照顧服務勞動合作社，其次則是臺中和平鄉達觀部落的柏拉罕共生照顧勞動服務合作社，強調參與合作社的照顧服務員都是社員，不僅能夠獲得薪資，同時也能夠獲得股利的發放，大幅提升照顧服務員的薪資水準。也因為第一照顧服務勞動合作社的運作經驗緣故，讓照顧服務勞動合作社在臺灣各縣市快速的增加；而不同於屏東第一照顧服務勞動合作社，柏拉罕共生照顧勞動服務合作社則是關心原住民部落婦女的就業問題，透過合作社的型態，在原鄉部落推動以高齡照顧服務為主的合作經濟型態，除了解決原住民部落的高齡照顧議題外，同時也希望藉由合作社能夠改善原住民部落的家庭經濟環境。

表 6-3　我國長照服務的社會經濟組織案例

類型	社會企業	社區產業	社群經濟	合作經濟
代表案例	• 銀享全球 • 串門子社會設計 • 愛蔓延社企 • 微家盟社企 • 窩心生活事業 • 優照護 • 幸福村	• 彰化縣埔鹽鄉大有社區 • 南投埔里鎮珠仔山社區 • 南投魚池鄉澀水社區 • 雲林麥寮海豐社區	• 南投埔里厚熊笑狗長照創新生活產業 以下為非長照類但有價值之案例 • 屏東小琉球的海洋幣 • 臺東蘭嶼的達悟幣 • 南投竹山的光幣	• 屏東第一照顧服務勞動合作社 • 臺中和平鄉達觀部落的柏拉罕共生照顧勞動服務合作社

　　正如筆者於前述章節中不斷提到的，將公民參與的機制導入經濟運作模式中，不僅將經濟決策的權力下放到利害關係人手上，更是將經濟運作的目的，從獲取利益極大的目的，轉變為以解決社會問題為主的目的。同時，無論是哪一種社會經濟組織的型態，都沒有一種高齡社會下最佳的運作型態，只有最適合在地的運作型態。換言之，在地要以解決社會問題來發展社會經濟組織型態時，需要關注的是在地的經濟、政治、文化、社會脈絡背景，以及與在地的需求者、利害關係人共同建構起適合在地解決問題的社會經濟運作模式。

第七章

關鍵策略六：
「網絡治理」的組織連結互動策略

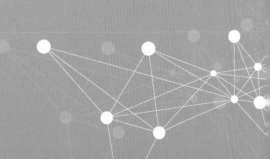

前一章筆者針對建構共生社區模式的過程中，如果要運用經濟的工具，來協助共生社區建立更多的資源連結時，網絡化的概念就是一個重要的基本概念。如同前面內容一再強調的，共生社區照顧模式是一個在地組織連結在地資源，發展在地服務滿足在地需求的過程，所以推動建立共生社區照顧模式的組織，必須要具備有很好的網絡鏈結能力。在第二章所討論的中介組織議題中，筆者也將英國 Groundwork 工作模式的經驗進行彙整，其中也有提及中介組織必須要具備資源連結與網絡中的夥伴經營能力，而這正是本章要進一步討論的主題「網絡治理」，也就是建構共生社區照顧模式的組織，如何運用網絡治理的能力，來進行在地組織的資源網絡鏈結的組織互動經營。

第一節　當代服務模式中「網絡治理」的重要性

「治理」是當代公共服務提供的重要概念，將政府權力往外轉移至私部門，透過公私夥伴關係的方式，讓民間部門共同參與政府的公共服務，形成政策網絡型態。不同於一般對於體制運作的論述，治理體制的形成是要解決在地的問題與人們的需求為出發點。也因此，治理體制的論述，不同於過去的市場體制與科層體制的論述方式（表 7-1），其中，治理更是強調網絡化的重要性，因為治理過程是多元利害關係人，共同參與在政策服務或是公共服務的體系中，集結網絡中利害關係人的資源，來共同解決在地所遇到的問題。這也是治理體制中，特別強調網絡治理重要性的核心原因。

網絡治理強調網絡中利害關係人的互補優勢，利害關係人間是相互依賴依存的關係，透過互補的關係，補足網絡中每一個利害關係人不足之處，也充分善用網絡中每一位利害關係人的長處，共同建構網絡的治理體制。而網絡中的每一個利害關係人，彼此之間講求互惠、信任及互利共存的關係，透過信任關係的建構，達到相同的網絡價值形塑，進而透過資源交換的方式，分享各自能夠在網絡中付出與貢獻之處，共同解決網絡形成時所要解決的問題與需求。在前述的網絡治理特性中，其主要是融合了利害關係人於決策過程中，一同參與政策的制定與執行的過程，其精髓在於

☑ 表 7-1　三種治理模型比較：市場、科層體制與網絡

	市場	科層體制	網絡
規範的基礎	契約─所有權	固定關係	互補優勢
溝通工具	價格	例行規則	關係
解決衝突的方法	討價還價	行政命令監督	講求互惠原則強調彼此信任
彈性化程度	高度	低度	中度
承諾度	低度	中度	高度
組織氛圍	嚴肅和（或）多疑	正式的、官僚的	開放式的、互利共存的
行動者的偏好或選擇	獨立自主	依賴	相互依賴

資料來源：轉引自江大樹，2006：9。

建立與凝聚利害關係人之間的共識，創造利害關係人參與網絡的共同價值信仰（張其祿等，2002：158），形成網絡建構與運轉的重要促進元素，讓網絡能夠順利形成治理體制。

　　公共服務的提供模式，近來逐漸興起一股從傳統「由上而下」（the top-down model）與「由下而上」（the bottom-up model），轉變到更具權變性的「政策網絡」（policy network）（王光旭、陳敦源，2014：4）。網絡中多元利害關係人的夥伴關係建立，是攸關網絡能否順利運轉的重要關鍵，正式與非正式結構與過程、網絡系絡的溝通與調適、協力夥伴間的價值與彈性權變等，都是探討「網絡治理」的重要核心課題（李宗勳，2018：118）。當代的許多社會議題，包含：經濟發展、教育、健康照顧、貧窮、社區能力建構與環境永續等，都需要社會中多元組織的相互合作，形成網絡治理關係，共同來解決社會上所面臨的相關問題（Selsky & Parker, 2005: 850）。

　　公私部門、利益團體、社區組織與非營利組織的各種跨域治理模式，透過跨組織間的合作，由過去單一行動的模式轉變為跨組織間的合作，針對公共議題進行組織間的參與、意見與資源交換，達成共識並予

以解決（陳一夫、林建元、鄭安廷，2015：156；Erakovich & Anderson, 2013: 164），是各種社會議題尋求解決的主要方法，也是我國近年社會福利服務提供的主要型態（莊俐昕，2019：81；劉麗娟，2017）。網絡治理的特性在於每一項政策都有其獨特的模式，在網絡中必須要創造出清楚、獨特的價值，連結各部門及地方民眾共同參與，形成相互協助、合作的組織，而信任、互惠與互助、分享行為的規範、分享承諾、正式與非正式的社會網絡、有效的資訊管道皆為網絡運作的重要構成要素；這些要素能夠強力連結不同組織間的關係，並允許組織需求的聲音散發出來，建立一個普遍的組織價值，其中又以「網絡」、「信任」、「規範」為社會資本的基礎要素（Coleman, 1990; Fukuyama, 1995; Kay, 2006: 163、171; Pearce, 2009: 25; Putnam, 1995、2000; Rhodes, 1997: 52）。

　　直言之，網絡治理強調網絡中利害關係人的信任及互賴關係，並藉以建構網絡間的夥伴關係，共同實現互惠與合作的目標。而網絡治理的特徵綜括來說包括：1.網絡由多元利害關係人所組織而成；2.組織間的互相依賴關係；3.網絡成員間持續的互動，互動關係是建立在網絡間的資源交換及存在共享目標；4.互動關係根基於利害關係人間協調達成的信任與規則；5.網絡不需對國家及政府負責，是自我組織而成，具有高度自主性；6.網絡重視社會資本的形成與累積，由信任、規範、網絡所構成（Rhodes, 1997: 53；陳恆鈞，2002：96-99；孫本初、李明寰，2004：8；張力亞，2006：38；江大樹等，2014：6）。

　　因為網絡治理具備利害關係人參與其中的特性，也讓網絡有不同的狀態與關係的形成，每一個根植於地方所長出的網絡，都有其獨特的網絡參與成員，也因為不同的組織成員所擁有的資源差異，讓每一個網絡都會形成其獨特的網絡樣態（Peter, 1998: 81），這正是推動共生社區照顧模式的中介組織，在經營在地化的共生社區照顧網絡時，所需特別關注的重要課題，必須要與組織建立良好的夥伴關係，形成在地化的綿密網絡互動連結，而中介組織必須要特別關注：信任、價值形塑、資源交換、制度規範等重要元素，因為這些元素將會是中介組織能否維繫良好網絡治理生態的關鍵因素。

第二節　社會經濟模式的「網絡治理」特性

筆者於第六章的社會經濟模式中，已有詳細說明為何建構共生社區照顧模式的過程，推動組織需要有「社會經濟模式」的核心價值，主要關鍵在於社會經濟組織關注的不僅是單一利潤的價值，而是包含社會目的的多元價值，尤其是在地方發展中行為者所期待的價值，為滿足行為者所期待的價值，組織必須考量長期的決策，定義出確實的發展策略，並且與夥伴組織間必須建立強力的依賴信任關係（Greffe, 2007: 96）。也因為如此，社會經濟必須在網絡的樣態下運轉，而網絡中則牽涉利害關係人間的互動關係。

正因為社會經濟牽涉到網絡治理的型態，網絡內有許多利害關係人共同建立起網絡的運轉，利害關係人能否平等參與在網絡中，能夠充分發表其意見看法，並參與其中平等的提供資源建立服務，這就是網絡治理中有需要強調公民參與的關鍵（筆者於第四章中也有詳細說明公民參與的概念）。透過公民參與的過程，讓多元利害關係人平等參與在網絡中，於網絡內有其角色功能，但是並非所有利害關係人在一開始加入網絡時，就能夠知道其應該扮演的角色功能，所以「培力」在中介組織推動共生社區的過程中就扮演重要的策略，這也呼應了筆者第二章介紹英國 Groundwork 工作模式中，所提到的培力概念。共生社區照顧模式必須與社區共同推動公民培力與社會動員，讓社區內的多元利害關係人共同參與共生社區模式的運作，而參與的過程中，中介組織必須要創造出一個民主的管道與結構，讓公民能夠在過程中發聲並且強化網絡中的民主（Lukkarinen, 2005: 422），不僅實踐照顧模式的決策民主化，同時也讓模式在運用經濟工具的過程，避免落入市場經濟的思維，能夠維持模式的社會經濟特性，也正是經濟民主化的特性。

社會經濟思想與論述的發軔，牽涉到資本主義下，經濟與社會之間的不對稱發展，而第三部門的存在，則扮演當代公部門與私部門之間，填補社會斷裂的角色（曾梓峰，2003：32）。社會經濟學在近代受到社會學界的關注，主要在於資本主義社會的運作中，產生許多社會排除的現象，包含：金錢的短缺、缺乏權力、教育的弱勢導致缺乏文化資本、沒有住宅

的保障、感受到社會的拒絕、缺乏參與決策的機會與管道等（Gerometta et al., 2005: 2010-2011）。所以社會經濟所關心的議題不只侷限於經濟的議題上，而是橫跨了社會、政治、文化等多元化的議題面向，且社會經濟期待的解決方法是放在社區的層次，透過在小尺度的空間中，讓多元利害關係人能夠在這樣的尺度範圍，進行議題的對話討論，共享價值與資源，最終自行形成網絡治理的模式，來解決社區內的相關問題與需求。

是以，社會經濟的運作在地方發展中浮現幾個重要的議題需要關注，包含：決策制定的本質、地方組織參與地方發展意願、議題由下而上產生，以及地方如何發展服務來解決問題（Lukkarinen, 2005: 422）。前述議題都是在地組織解決社會排除問題的過程中，所可能產生的種種現象，也正是解決在地問題過程中，所需要特別關注的現象。前述的現象，也一再說明了社會經濟模式需要實踐網絡治理、公民參與、培力等概念的重要性，由公私部門與第三部門共同合作連結成一個網絡型態。而此網絡在不同國家、不同地區會有不同的型態出現，主要是因為每個社區的需求與資源不同，網絡自然會有不同的樣態出現（Frank et al., 2005: 2042）。社會經濟模式能夠調和組織的經濟、社會與財政等多重目標，並減少網絡間資訊不對稱之問題，以建立地方網絡的社會資本，使社會經濟網絡有效運轉，解決社會排除的種種問題（如圖 7-1），而這樣的特性也正是共生社區照顧模式所關注的核心重點，同時也說明了，共生社區照顧模式需要仰賴網絡治理策略的重要性。

面對在地化的社會問題，社會創新與社會經濟成為在地組織因應社會問題的解決策略之一。社會經濟體制是一個地方性與鄰里性的經濟模式，是以人為中心的組織，滿足成員基本需求為主要的運作目的，並且也以社會性、民主性與團結為基本目標，而它特別的價值在於滿足沒有被市場與公部門所滿足的需求（Lukkarinen, 2005: 420; Moulaer et al., 2005a: 2072; John, 2009: 23; Hudson, 2009），透過組織鏈結公私部門資源，共同建構起解決問題的網絡，以滿足在地區域的需求，而這也正是共生社區照顧模式所欲追求的主要目標。

面對高齡社會的現象，市場經濟體制下所推動的解決方案，讓許多政策服務產生：老人商品化、城鄉資源分布不均、財政永續性、照顧服務人力不足等問題的出現，跳脫市場經濟的政策思維，改以社會創新與社會

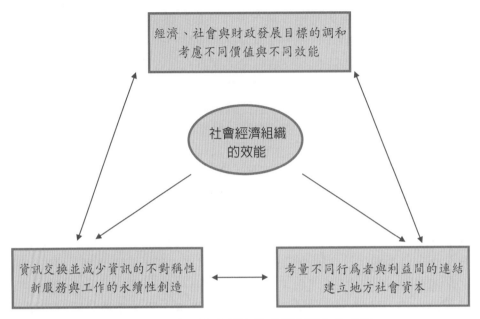

經濟、社會與財政發展目標的調和
考慮不同價值與不同效能

社會經濟組織
的效能

資訊交換並減少資訊的不對稱性
新服務與工作的永續性創造

考量不同行為者與利益間的連結
建立地方社會資本

✍圖 7-1 　運用社會經濟模式所能產生的效能

資料來源：Greffe, 2007: 97.

經濟的途徑，思考與建構一個在地化的高齡社會照顧模式，成為歐日國家急欲尋找與創建的課題，例如：英國的 Groundwork、德國的共生社區模式、日本的街中咖啡館等模式，這些模式都是以中介組織的角色，關注在地問題、連結在地組織、建立在地資源網絡、提供解決在地問題的服務模式，在這樣的運作模式之下，都是希望透過社會創新與社會經濟的新途徑，重新思考建構以滿足人的需求為出發的照顧模式。

　　總而言之，建構共生社區照顧模式的主要目的在解決社區的問題與需求。在模式的運作過程中，若需要經濟工具來協助模式建立自有資源，推動組織就必須要建立社會經濟的價值原則，讓多元利害關係人共同參與在照顧網絡中，共享資源、建立服務模式以解決在地社區的問題與需求，而這樣的照顧網絡能夠進一步的去促進社區內多元對象的社會融合。因此，共生社區照顧模式的建立，不僅是強調社區內組織間的互利共生，以及社區內社會、經濟、政治、文化議題的互利共生，同時也能夠創造社區內不

同族群對象間的互利共生關係，這個共生社區的照顧模式，在社區內是能夠創造不同尺度與對象間的互利共生關係。

第三節　中介組織網絡治理策略的案例經驗

　　中介組織在建構共生社區照顧模式的過程，如何運用網絡治理的策略，來與利害關係人的組織建立夥伴關係，可能對於許多讀者來說是一個比較概念性的作法，為了讓讀者能夠更了解如何運用網絡治理的策略，來建構一個具有高度合作信任關係的共生社區照顧網絡，筆者將以自身參與推動的「厚熊笑狗長照創新產業」為案例，分享筆者如何運用網絡治理的策略，來建立厚熊咖啡館此一中介組織，與在地利害關係人間的合作夥伴關係。在此部分，筆者將分為兩個部分來做分享，一個是推動網絡治理的策略，另一個則是中介組織建構起網絡後，如何搭建起網絡內的跨部門合作治理的平臺。在此節中，筆者會分三個面向進行說明，首先，筆者先簡要介紹「厚熊笑狗長照創新產業」，此一共生社區照顧模式的網絡建構歷程；其次，則是分析厚熊咖啡館，此一中介組織如何與利害關係人建立網絡關係，以及網絡關係建立後要如何維持運轉；最後，就是網絡建立也運轉穩定後，面對多元的利害關係人在網絡中，厚熊咖啡館如何建立相互間的合作平臺，以利網絡能夠推動相關服務，來滿足社區內的需求。筆者期待在本節中，能夠透過自身行動參與的個案，帶領讀者了解社會經濟、共生社區照顧模式、社會設計、網絡治理這些策略，要如何於實務場域中進行實踐。

（一）「厚熊笑狗長照創新產業」共生社區照顧網絡建構歷程

　　「厚熊笑狗長照創新產業」主要係以「社會經濟體制」與「社會設計」的概念，由暨南大學人社中心、社工系、埔基、愚人之友基金會共同組成行動團隊，進行共生社區照顧體制的網絡治理建構，期望藉由回到關注「在地人的需求」為主要核心，跳脫既有市場經濟體制的思維，翻轉傳統長期照顧體系中「技術本位」的服務設計模式，建構一個在地性、關注使用者需求的網絡治理模式。

　　共生社區照顧模式以關注使用者需求為導向，行動團隊透過筆者於第三章所介紹的洞察需求工具，盤點在地利害關係人對於高齡照顧需求的過程中，發現許多照顧所面臨的困境，主要來自於既有體制下的結構性困境。若要重新建構一個解決問題的創新模式，必須要跳脫既有的市場經濟與技術官僚的框架，尋找新的替代性途徑，來進行在地照顧模式的建構。

　　因此，「厚熊笑狗長照創新產業」的建構是以實踐本土化的共生社區照顧模式為主要概念，以社會經濟、社會設計、使用者設計、網絡治理等概念，自 2017 年 2 月開始展開行動。整個共生社區照顧模式發展至今，共可分為三個階段，分別為：由暨大人社中心的人社計畫所支持的議題網絡設定階段（2017 年 2 月至 2017 年 7 月 31 日）與治理網絡建構階段（2017 年 8 月 1 日至 2018 年 5 月 31 日），以及暨大社工系的 USR 計畫所支持的網絡治理運轉階段（2018 年 6 月 1 日至迄今），三階段主要的行動內容如下所述。

（一）議題網絡設定（2017 年 2 月至 2017 年 7 月）

　　行動團隊為了了解在地推動高齡照顧所面臨的問題，進行一連串的需求調查座談會、工作坊等會議型態，目的在於希望多方了解區域對於高齡照顧的需求。透過需求調查過程中，總結利害關係人的需求與認知，包括：城鄉資源差距、照顧人力不足、財政永續性問題、在地社區對於長照認知不足、民眾對於長照認知不足等課題。行動團隊進一步針對前述總結課題，進行行動方案的歸類與設計，以「社會經濟體制」進行「在地共生社區照顧模式」的行動方案設計，希望藉由以網絡形式鏈結在地跨領域、跨產業的相關行為者，共同加入網絡中，進行高齡照顧的社會經濟網絡建構，以跳脫現行市場經濟體制的思維，建構出符合在地長輩需求的照顧模式。

（二）治理網絡建構（2017 年 8 月至 2018 年 5 月）

　　此階段行動團隊主要針對前一階段的需求調查結果，開始進行共生社區照顧模式方案的構想擬定，與行動方案推動所涉及的利害關係人共同討論，以確認該構想於後續持續行動推進的可行性。此行動的主要目的希望

能夠建立區域自己的高齡照顧自有資源，讓區域內的組織真正提供滿足需求的服務。因此，針對區域中的照顧需求，行動團隊將自己設定為中介組織，開始進行在地資源的串聯，鏈結在地產業、社區組織、社群組織，共同投入共生社區照顧網絡中，透過社會經濟的運作體制，媒合資源發展服務，並募集區域內的共同基金，作為投入解決區域照顧需求的財務來源。

在治理網絡的建構過程中，行動團隊開始積極鏈結在地的社區組織與產業共同加入，以鄉村高齡照顧的議題作為主要網絡建構的價值，並擬定出「互相照顧」的理念，希望藉由理念的推動與說服，吸引在地跨領域的產業投入高齡照顧體系中，鏈結各自資源共同架設照顧網絡，達到不同產業間的「互相照顧」理念。而這樣的理念也確實在區域內發酵，吸引了許多在地產業的共同加入，也逐步形成現行的「『厚熊笑狗』高齡照顧的社會經濟網絡」。

（三）網絡治理運轉（2018 年 6 月至迄今）

經過前一階段的治理網絡建構時期，逐步將區域內第一波優先且願意合作的在地社群組織盤點完畢。行動團隊針對每一個組織能夠與中介組織合作的部分進行服務再設計，以「友善高齡」、「互相照顧」為主要目標，重新設計該合作組織原先的商品或是服務，打造友善高齡的服務品項與商品，並成為厚熊笑狗共生社區照顧網絡中參與的利害關係人之一。這些在地產業跨界與厚熊笑狗團隊共同合作開發的商品與服務，也就成為現行厚熊笑狗體系中主要的服務項目內容。

厚熊咖啡館此一中介組織透過與在地產業的跨界合作，以價值理念吸引認同的在地組織共同加入，藉由在地組織的跨界合作，降低厚熊咖啡館獨自提供服務的成本，媒合在地組織的資源開發滿足區域長輩照顧需求的服務；同時，也以共有公益品牌的方式與在地組織進行合作，開發募集財務來源的各項商品，讓厚熊咖啡館能夠專注於公益品牌的經營，藉由品牌力量帶動商品的銷售，不僅能夠為厚熊笑狗體系募集更多照顧區域長輩的基金，同時也能夠提升在地產業的公益形象。

此外，厚熊笑狗體系也透過價值合作的方式，讓在地產業願意以友善高齡的角度，重新思考與設計其產品或服務，藉由此方式，也進一步讓產

業重新思考產業在推動友善高齡社會的角色，進而共同打造友善高齡的環境，讓區域內的長輩能夠有尊嚴地在地老化。

在網絡治理運轉的階段，中介組織不僅洞察需求，同時也媒合在地利害關係人，引導利害關係人所擁有的資源，對應區域長輩的需求，以使用者需求的角度，透過與使用者及在地組織的參與式設計過程，以在地資源開發出解決在地需求的服務。此外，中介組織為了建構共生社區中的經濟工具，也同時與利害關係人共同開發商品，透過資源交換的過程建立起網絡中跨組織間的合作關係，不僅是共同建立共生社區照顧模式的服務，同時也共同打造共生社區的社會經濟模式，兼顧服務提供與創造財源的雙軌網絡治理模式（圖 7-2）。

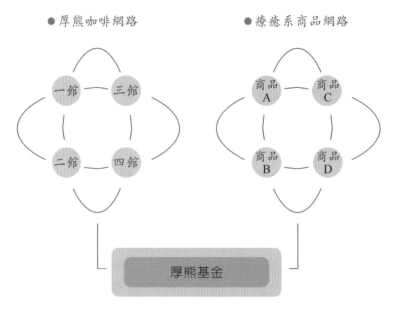

● 厚熊咖啡網路　　　　　　　● 療癒系商品網路

一館　三館　　　　　　商品 A　商品 C

二館　四館　　　　　　商品 B　商品 D

厚熊基金

✑ 圖 7-2 「厚熊笑狗」共生社區照顧體系的社會經濟運作概念圖

二　網絡治理的推動策略

建立起共生社區照顧網絡後，接續要關注的就是中介組織要如何維繫網絡的運作。筆者從網絡治理的幾個核心要素，分別來檢視「厚熊笑狗長

照創新產業」此一共生社區照顧網絡中，中介組織如何運用各個關鍵的要素，來維繫與經營此一共生社區網絡。

（一）從「信任」與「價值認同」所展開的合作關係

　　厚熊咖啡館此一中介組織，是整個厚熊笑狗共生社區網絡建構的開始，由暨大、埔基、愚人之友基金會三方共同組成，其中埔基是長照衛政單位的服務組織、愚人之友基金會則是長照社政單位的服務組織，兩者長期在大埔里地區的長照專業服務提供上，都扮演重要的角色，也是區域內長照專業服務提供的主要組織。而暨大因為長期投入在地實踐的工作，與大埔里地區的各個產業組織及社區，都保有良好的信任關係基礎。因此，埔基長照教學中心因為信任暨大長期以來在推動在地實踐過程中，對於社區工作所建立的專業，以及暨大與在地社區間的互信關係，開始積極建立三方的合作關係，共同建構厚熊咖啡館的中介組織，作為推動共生社區的重要組織。中介組織所形成的三方組織合作關係，是因為建立在組織間的專業信任，因為有專業信任後，再共同設定出推動的價值理念，形成中介組織的綿密網絡合作關係。

　　厚熊咖啡館此一中介組織的角色建立後，便開始擴展成為與在地共同關心高齡議題的在地組織，以及針對區域長輩需求，能夠提供資源協助的利害關係人，展開網絡內合作的建立。於此部分，中介組織運用兩個策略，分別為「先信任，後價值認同」與「先價值認同，後信任」兩個不同策略。

　　首先，在「先信任，後價值認同」的策略運用上，主要是因為願意投入網絡合作的組織，原本就與中介組織的成員有既定的信任關係基礎，但是過去並沒有太多深入的合作關係，所以這些組織也僅是知道中介組織內的單位在做什麼事情，但因為沒有積極的去促發這些合作組織可以在高齡議題參與的角色，所以合作組織在過去就沒有參與在高齡議題的行動中。然而，中介組織將未來所要建構的價值理念，向合作組織說明清楚，就因為基於過去的信任關係，加上推動友善高齡的價值理念，而讓合作組織願意參與在共生社區網絡的行動中。其次，在「先價值認同，後信任」的策略運用上，此一策略多是運用在過去與中介組織團隊沒有合作關係的組織，中介組織運用價值理念讓合作組織認同，進而藉由合作推動的過程，

讓合作組織產生信任關係，最後深化相互間的合作關係。

共生社區照顧網絡的建構過程中，對於中介組織來說最困難的部分，莫過於一開始要與利害關係人建立初始的合作關係，而這部分從筆者實際的推動經驗中，認為可以分為兩個策略進行：1.對於原本就熟識的組織，可在原有的信任基礎上，建立價值理念來展開合作，而這樣的關係比較容易在初始階段建立合作；2.對於原本中介組織不熟悉的組織，但是需要某個組織來滿足區域內的需求時，中介組織就可以先以價值理念來與組織對話，讓組織認同價值理念後再展開合作，並進一步透過合作建立信任關係。藉由兩個策略運用在不同類型的組織上，可以協助中介組織逐步建立起共生社區的網絡合作關係。

（二）從「資源交換」來深化網絡夥伴關係

中介組織引導利害關係人參與共生社區網絡後，進一步中介組織需要思考的，是如何協助個別的組織，針對區域的需求設計出該組織所能提供的服務或商品，進而提升各個組織對於參與共生社區網絡的向心力，此階段中介組織所要運用的策略，便是「資源交換」的策略。對於許多利害關係人來說，並不知道自己的組織資源，可以在共生社區網絡中提供什麼服務，因此就需要仰賴中介組織的引導設計，中介組織能夠提供其在區域內所洞察的需求，並協助媒合利害關係人的組織資源，重新設計為滿足需求的服務或商品，強化各個組織對於其參與共生社區網絡的角色，讓各個組織因為投入後獲得議題參與及解決的滿足感，來加深組織對於共生社區網絡參與的向心力，以及網絡價值理念的認同感。而個別組織也會因為資源交換的過程，與中介組織間的信任關係更加強化，此舉便提升了共生社區照顧網絡的社會資本，讓網絡內的利害關係人形成綿密的合作關係。

質言之，中介組織如果邀請了在地組織共同參與在共生社區網絡後，中介組織不要害怕向參與的組織開口尋求服務提供，因為願意參與的組織，就是希望其能夠在網絡中參與滿足需求的行動，所以中介組織需要思考的是，如何在其所洞察的需求中，針對個別組織所能提供的資源，相對應的協助個別組織進行服務與商品再設計，將個別組織的資源，轉化成共生社區照顧網絡所能夠運用的服務資源。

（三）「參與式設計規範」穩定網絡運作

前述透過資源交換過程深化利害關係人於網絡中的合作關係後，中介組織進一步需要透過「參與式設計」的方法，讓利害關係人共同參與討論網絡中的運作規範，透過共識後的規範來穩定網絡的運作。如同筆者於第四章「公民參與」策略中所提，透過民主平等參與的機制運用，能夠讓網絡內的參與者共同討論設計網絡的運作規範。同時，也因為是利害關係人所共同決議的運作規範，會讓利害關係人更加認同規範的運作，進而遵守而讓網絡的運作穩定。因此，共生社區照顧的網絡，因為利害關係人參與眾多，為了讓網絡能夠穩定運作，中介組織必須要以公民參與的機制，讓利害關係人共同參與網絡規範的制定，藉以讓網絡的運作能夠更趨穩定，這也是公民參與機制能夠為網絡所帶來的優勢，因為平等參與的共識決議過程，讓利害關係人能夠更加遵守規範，而網絡的運作就會更加穩定。

三　跨部門合作治理平臺的建立

在網絡的合作治理動態結構中，參與成員能否順利合作的關鍵因素，在於並非單純是以交易成本來作為考量，而是會考量到在目標價值底下，所可能產生的合作治理效益是什麼？並透過建立組織的「合作平臺」，讓參與者在平臺中進行學習、教導，以及與組織內部和外部合作夥伴的協調，來建立跨組織間的合作關係。中介組織要順利推動共生社區的照顧網絡，必須要建立起一個屬於網絡的跨部門合作平臺，而這樣的合作平臺目的是希望能夠讓利害關係人，共同在此平臺上進行合作。

至於能夠讓利害關係人，順利於平臺上進行合作的關鍵，在於：1. 共享合作的目標；2. 具備整合特質的領導團隊；3. 利害關係人的多元性與參與公平性；4. 參與合作治理的激勵機制；5. 有利於合作的網絡文化（Crosby & Bryson, 2010: 211; Erakovich et al., 2013: 166; Kuittinen et al., 2008: 307; White, 2005: 1387）。要言之，中介組織在建構共生社區網絡時，如果能夠在前述的平臺基礎上，產生良好的合作關係，則網絡治理的成效就會較佳，同時也會影響網絡的結構，朝向有利於合作關係進行的方向轉變（Robins, Bates, & Pattison, 2010: 1293）。筆者分別針對五個面向，來分別說明中介組織建構共生社區網絡時，所需關注的重要行動內涵。

（一）建立「共生社區」的網絡共享目標

　　每一個議題網絡的運作，都有網絡成員共同設定所要解決的在地議題，透過嘗試解決在地議題的互動過程，形成網絡成員間的共享價值，並將此一共享價值轉化成為議題網絡運作的核心目標，最終網絡中的成員都會因為要共同達成此一目標，而產生網絡內的跨組織間合作關係。這也是前述筆者提到的，如果能夠建立起網絡的共享目標，作為合作平臺運作的價值，將會有助於利害關係人參與在網絡中，也會讓網絡裡的合作，有一個具體的共享目標要完成。而「共生社區」就是形成照顧網絡的重要目標，所以中介組織與利害關係人，能夠透過建立推動「共生社區」的價值目標，來作為建立合作的目標，藉以提升並促進網絡內的利害關係人，共同在價值目標下共享資源、建立合作關係，來共同解決在地的高齡照顧議題。

　　厚熊笑狗的在地長照網絡形塑過程中，主要是從對應在地議題為出發，透過參與成員共同討論在地所面臨的照顧議題與彼此需求是什麼，再進而從解決在地議題的過程中，去形塑出議題網絡的共享目標。是以，在地化的議題網絡形成之初，必須要先與網絡內的行為者一起探討並形塑共享目標；在厚熊笑狗的長照治理網絡中，「共生社區」就是此一網絡的共享目標，並據以開展後續的網絡連結與跨組織間的合作關係。

（二）具備整合特質的中介組織

　　中介組織作為建立在地共生社區網絡合作的重要推手，必須要在前幾章的策略中，跳脫既定專業主義的想法，厚實中介組織具備跨領域合作與跨資源整合的能力。是以，對於中介組織來說，最為困難的是在於中介組織要能夠增進自身的跨專業合作領導能力，因為在解決在地照顧需求問題時，往往涉及到許多跨專業合作的議題，而不同專業間的既有文化不同，要創造相互間的合作動能，讓網絡能夠順利運轉，就需要高度仰賴中介組職的議題設定，以及整合網絡內利害關係人間的合作關係能力。是以，中介組織要具備整合特質，就是建構共生社區照顧網絡中，跨組織間合作治理平臺的重要關鍵特質。

　　在厚熊笑狗此一治理網絡建構之初，主要是由埔基與愚人先發動，兩

個組織認為長照 2.0 政策推動後，社區是未來照顧的主要場域；然而，對於專業服務組織來說，要整合不同資源進到社區中並非易事。因此，埔基與愚人期待能夠在議題網絡建構的領導團隊中，聯合暨大打破既有組織疆界，連結專業互補的領導團隊，共同協力建構網絡的治理平臺。由於長照服務涉及到跨領域的高度專業，在地網絡要推動若干跨領域連結的資源服務時，需要在地專業組織的協力合作與引導，但從厚熊笑狗個案的行動中也發現，在地專業組織認為新政策推動後，對於專業組織本身既有的服務轉型也是一大挑戰。

（三）利害關係的多元性與公平參與性

厚熊笑狗此一在地網絡是以「共生社區」為主要目標，而共生社區的核心概念就在於「針對在地的照顧需求，連結跨領域與跨組織的資源，形成在地的網絡治理關係，共同滿足在地的照顧需求。」而要滿足在地的照顧需求時，從厚熊笑狗的行動中，也發現社區對於照顧的需求是相當多元的，不僅只是長照政策中所涉及的社政與衛政兩大領域服務，還包括：樂齡教育、產業發展、跨社區合作、資源連結等不同面向的服務需求。

在共享目標下，建立起與服務對象共同參與服務設計的互動機制，將公民參與實踐納入在服務方案的設計過程中，是厚熊笑狗體系建構共生社區網絡的重要策略。推動的中介組織，不僅如前述讓網絡中各個利害關係人，透過公民參與的方式，制定網絡運轉的制度外，同時，在提供長輩社區課程的服務方案上，讓長輩透過每個月一次的班會，對於下個月課程需求進行討論與設定，服務團隊（如埔基、愚人之友、社區發展協會）再針對需求進行課程設計。

另一方面，透過每個月定期的志工討論會，也讓厚熊志工於討論會中訂定志工隊的服務規範、時間銀行的運作規則，讓使用者能參與在服務方案的設計上，而非由專業服務團隊進行方案設計後即套用在服務對象上。行動團隊藉由實踐公民參與於服務方案設計的互動機制，於在地長照網絡中，協力各個參與的組織，進行服務設計的翻轉，與使用者共同運用參與式設計的方法，進行各項服務方案的設計、執行與評估。將民主的平等參與原則，在建構網絡過程時，於不同層次議題上充分實踐此一策略，讓中

介組織能夠與各個利害關係人建立起良好的合作關係，以實踐共生社區的價值目標。

（四）「資源交換」的合作治理機制

除了前述以共享目標作為吸引成員參與網絡的方式外，針對參與網絡的成員，行動團隊也嘗試進一步以「資源交換」的方式，來激勵成員積極參與在網絡的合作治理模式中。不同的產業組織因為參與在厚熊笑狗的網絡中，讓他們理解到原來他們自己本身的專業也能夠跟長照議題產生連結，並且進一步透過「參與式設計」的方式，來協助他們發展新的服務及產品，這樣的資源交換方式也提供了他們對既有產業有新的發展想像。厚熊笑狗的網絡平臺運作，不僅止於其所關注的高齡議題，連同在地社區推動高齡照顧議題過程中，所可能產生的跨議題連結，都會成為此一網絡各種行動的連結，也因為這樣的連結模式，讓網絡的參與者認知到參與其中，所產生的資源交換效益超乎想像，進而更加激勵行為者參與合作治理的動機。

（五）「網絡文化」的對話與形塑

從厚熊笑狗的個案中，中介組織透過專業互補的方式組成「厚熊笑狗網絡」的領導組織，並設立一個「社會部門型的運作平臺」厚熊咖啡館，作為在地網絡進行合作治理的重要機制，同時在合作治理的過程中，運用「參與式設計」的操作模式，讓網絡內的跨領域行為者，都能夠針對其本身的專業，在「共生社區」的共享目標之下，進行各自服務與產品的重新設計，再投入到網絡中共同協力滿足在地的長照服務需求。正因為充分運用「平等參與、相互培力」的概念，讓厚熊笑狗的網絡文化，充分落實行為者平等的價值，同時也讓行為者認知到，參與在網絡中不僅是貢獻服務，也能夠從參與的過程中獲得本身專業的再增強，且從網絡中所獲得的資源效益能呈現出加乘效果。

第四節　共生社區照顧網絡的動態性

　　網絡是一個持續運作的過程，而網絡因為是立基在行為者對於網絡價值的認同與信任關係而參與，縱使網絡設置有相關規範，但並無對行為者的參與有任何強制性。因此，網絡勢必在動態運作的過程中，會面臨到持續的解構與重構的過程。筆者從自身建構厚熊笑狗共生社區照顧網絡的過程中，發現網絡建構的歷程，如圖 7-3。

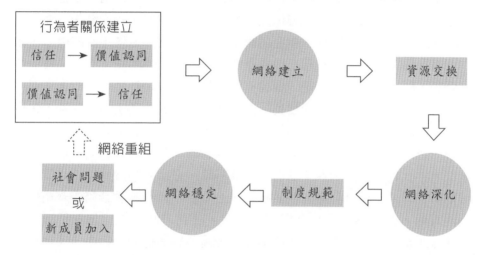

⊿圖 7-3　共生社區照顧網絡的建構歷程

　　網絡發展脈絡過程，一開始中介組織與利害關係人間的關係建立，牽涉到信任與價值認同間的交織作用關係，視合作組織的不同，而會產生不同路徑的合作關係建立模式。其次，確認利害關係人後，就會進入網絡建立的階段，但在進入此階段後，如果中介組織沒有進一步深化網絡互動關係，就會產生利害關係人不知道其身處在網絡中的角色為何。因此，就會進到網絡建構的下一個階段，透過資源交換的方式，讓網絡中的利害關係人，透過有形與無形資源間的交換，深化利害關係人在網絡中的角色與位置。

　　當網絡內利害關係人的參與深化後，就需要透過建立網絡的制度規範，讓利害關係人能夠在行動過程中能夠有所依循，形成網絡的穩定運轉階段。但在這樣的發展脈絡下，由於網絡是針對各項社會問題或是議題所建構而成，因此，當網絡面臨到新的社會問題，是網絡成員認為應該要處理的問題，但卻是現行成員能力上無法處理，或是有新成員要加入網絡一起參與時，網絡就可能面臨重新建構的狀態，並再經過前述的循環，持續達到網絡的穩定運作狀態，以解決網絡所欲解決的問題或是議題。

　　中介組織透過網絡治理的策略，與利害關係人共同建構共生社區照顧網絡後，為了讓網絡的利害關係人，能夠在網絡中產生合作關係，除了需要前述的網絡治理策略外，中介組織也需要建立網絡合作平臺的機制，由中介組織協助於平臺中鏈結在地各項資源，協助網絡中利害關係人解決各項照顧議題。正因為網絡是一個動態的過程，不僅是社區照顧的需求與問題，可能會隨著時空環境的變動，而有新的需求或問題出現；同時，也會因為有新的利害關係人加入網絡的合作中，而讓網絡必須要因應新的生態關係，而進行網絡治理策略的轉換，並與新的利害關係人建立合作關係。是以，中介組織在建構共生社區照顧網絡時，必須要認知到此一建構的歷程是動態的，並非是靜態的網絡關係，必須要不斷的動態調整中介組織的治理策略，並透過合作平臺機制的建立，讓利害關係人能夠在平臺上凝聚共識並產生合作。簡言之，建構共生社區照顧網絡的過程中，「網絡治理」與「跨組織合作平臺」是中介組織需要運用的兩個關鍵策略。

第八章

關鍵策略七：
「適用性科技」的數位導入

　　網路時代與數位資訊社會的快速發展，科技帶動了人類社會的轉變，許多資訊技術快速地運用在各種不同的商業領域中，甚至許多社會議題的解決，也開始導入數位資訊的技術，希望藉由科技來協助改善人類社會的生活。近年最為被大眾所熟知的，莫過於人工智慧、區塊鏈、物聯網等技術運用的概念，而這些先進的數位技術，如何運用於解決高齡社會的議題，也就成為各個關心高齡社會議題團隊所專注的面向。

　　筆者於本章中，要與讀者們分享，先進的數位資訊技術，是否就適合用來解決高齡社會的議題，關注於科技研發或是科技運用的團隊，應該要如何來思考數位科技於高齡議題中運用的方法，正如筆者先前不斷提到的，「科技始終來自於人性」這個廣為人所熟知的廣告臺詞，確實也是科技發展的原始目的，所有的科技都是用來協助解決人類社會的問題。同樣的，面對高齡社會議題時，我們應該要用什麼樣的價值來思索數位科技的運用，這也成為數位科技能否於高齡議題中產生加乘效益的重要關鍵。

第一節　社會設計與數位轉型

　　大家還記得筆者於第五章在討論「社會創新」的服務設計原則時，與大家分享到人工智慧照顧機器人在高齡照顧議題上的運用，是否屬於一個有價值的社會創新商品，筆者帶大家從社會創新的三原則來檢視，也說明了人工智慧機器人因為在存續性原則上，不被使用者所接受，所以人工智慧機器人不能算是一個成功的社會創新商品。

　　筆者使用人工智慧機器人的案例，是想與大家分享一個重要的核心概念，「是不是最先進的技術運用，就是最好的商品或服務？」筆者會提出這個疑問，是因為在許多的實務現場中，發現許多從科技技術角度出發的產品，最終在實務照顧現場中被冷漠沒有使用的案例。

（一）「科技 X 照顧」思考使用者在意的關鍵議題

　　在臺灣的社區照顧場域中，我們最常見到的一種科技運用產品，就是「雲端身體量測儀」。有科技公司運用物聯網及雲端的技術，整合了血壓、血糖的量測機器，希望臺灣的每一個社區都能夠購置一臺這樣的機

器，提供社區長輩每天自動量測監控血壓、血糖數據，進而能夠做好社區長輩的健康管理。從科技公司的研發角度來思考，的確這樣的機器研發能夠有助於解決社區內長輩健康監測的問題，但筆者在走訪許多社區的過程中，卻發現有許多這類型的機器，被社區閒置在一旁沒有使用。作者進一步與社區理事長或總幹事了解閒置的原因，社區幹部則是回應，長輩每日的數據監控是很重要的事情，利用雲端技術來協助儲存每一位長輩的身體數據，確實能夠解決志工紙本登入可能產生錯誤的問題，也能夠透過程式來提醒長輩是否有數據不正常的情況。但是社區都提出了一個問題，如果今天機器警示某一位長輩的身體數據有問題時，社區該如何處理？目前社區能做的僅是提醒長輩要去就醫，並無更多積極的方法能夠介入，協助長輩確認數據不正常的原因，或是強制帶長輩前往就醫。

　　然而，筆者也發現有一些社區，對於這類身體量測的機器依賴度很高，進一步了解這些社區高度使用的原因時，會發現這些社區使用身體量測機器時，其上傳雲端的數據，都有鄰近的醫療院所專責護理人員進行監控，一旦機器警示某位長輩身體數據有問題時，負責的護理人員就會先電話詢問長輩的身體狀況，如有不妥，則會進行積極的醫療介入。

　　同樣都是給社區使用的「雲端身體量測儀」，但不同社區能夠解決長輩的問題程度不同，就會影響這類型的機器是否能夠在社區內被廣泛使用的重要因素。從這個機器的案例中，我們可以看到科技導入社區中，確實能夠協助社區解決一些日常長輩照顧的問題，但在導入這些科技器材時，則需要更進一步的帶著「社會設計」的角度，思考長輩或是社區使用完機器後希望能夠獲得什麼回饋。就以「雲端身體量測儀」的案例來說，長輩與社區在使用此機器時，他們所在意的並不是雲端技術如何協助儲存與監控身體數據，而是在意數據不正常時，是否有後端積極的醫療服務介入，這個關鍵因素才是影響長輩與社區是否願意積極使用的關鍵。

　　從前述的例子中，不管是先進的人工智慧技術運用，或是較為簡易的雲端技術運用，都能夠在高齡社會議題中開拓許多科技運用的可能性，但是如果無法充分的運用「社會設計」的思維，來完整思考每一位使用者，對於使用這項先進產品或服務時，其所期待被解決的關鍵需求，這樣的產品或服務，被開發設計出來也無法充分解決使用者的需求。人工智慧機器人雖然解決了照顧服務人力不足的問題，但對於使用者來說機器人終究沒

有溫度，無法解決使用者期待有人照顧的溫暖感覺；雲端身體量測儀雖然能夠每天智慧化的監控長輩身體數據，並在長輩數據異常時進行提醒，但對於使用者來說，他們最在意的是數據異常提醒後，誰能夠協助他們解決問題，如果解決不了問題時，不僅沒辦法為使用者帶來便利，甚至可能會為使用者帶來恐慌。因此，數位科技導入於服務人類的議題時，必須要能夠充分的運用社會設計的思維，來思考使用者所需要解決的關鍵問題是什麼，這才是數位科技導入人類生活中作為重要的關鍵議題。

（二）「科技 X 社會設計」改變人類生活的產品

　　相信讀者們會有疑問，那什麼樣的數位科技運用，才叫做有社會設計的思維融入呢？相信在智慧型手機問世前，沒有任何一個人會相信手機可以上網，手機會改變了人類的生活習慣，而這正是「科技與社會設計」結合後最好的案例了。智慧型手機不到 5 年的時間，就成為了人類生活中所不可或缺的產品，不僅顛覆了人與人之間的溝通型態，從傳統的語音通話，轉變為數位社群軟體的溝通型態；同時，智慧型手機也改變了我們的購物型態，以及獲得訊息的管道型態。

　　智慧型手機因為運用了人工智慧的技術，所以當你每天早上八點固定從家裡出發到公司時，經過幾天後，你的智慧型手機在八點前就會跳出通知，提醒你是不是應該出發導航到公司，這就是智慧型手機結合人工智慧技術後的典型例子。而這樣的數位科技運用，充分的改變了人類生活的型態，科技不僅對於人類生活帶來轉變，同時也影響了人類過去的生活習慣，而這樣的科技使用就充分的運用了社會設計的思維，記錄了每一個人每天的生活習慣後，形成手機內部的程式，進而主動提醒手機使用者該做什麼事情。

　　智慧型手機就是一個近年來典型的科技與社會設計結合後的產物，而這個產物不只讓人們能夠更有效率的使用它，而是更進一步的為人類生活帶來習慣上的轉變。這也是關心社會設計理念的倡議者們所提倡的，如果所有創新的產品與服務，在開發設計時，能夠優先充分的洞察目標人口群的需求，關注新產品或服務，能夠解決目標人口群最在意的那一項問題，這樣的產品或服務，不僅僅只是一個產品或服務而已，它會轉變為一個有

機體，這個有機體會為人類社會帶來轉變，而這樣的產品或服務，才能夠稱之為是一個成功的產品或服務。

從智慧型手機的案例中，我們可以發現一個充分融入「社會設計」原則的產品或服務，能夠從使用者的角度來思考問題，並運用新的科技或技術，來解決使用者所期待被解決的關鍵問題。而這樣的思考設計模式，正是翻轉了專業主義的角度，讓思考設計模式不再只是從專業技術的本位主義出發，而是能夠洞察使用者的需求，讓設計開發者進一步看見需求後，再回來思考自己的專業技術能夠對應需求，設計出什麼樣的服務解決模式，來回應使用者所遇到的需求難題。因此，對於期待能夠真正解決人類問題的團隊來說，放下自己的本位主義，從使用者的角度來思考他所遇到的問題，這才有可能讓團隊開發設計出符合使用者需求的產品或服務。

我們進一步對照人工智慧機器人、雲端身體量測儀，以及智慧型手機三個案例，就會發現運用社會設計的觀點後，會讓開發團隊在問題的思考上產生轉變，不單單只是關注在團隊自身的技術能夠做出什麼產品或服務，而是能夠優先關注想要解決目標對象的哪一項關鍵問題，進而再回過頭來思考團隊所擁有的技術，可以怎樣回應目標對象的問題，來設計出能夠解決問題的產品與服務，而這樣符合社會設計原則，具有「設計力」的商品，往往不只能夠解決使用者的問題而已，而是能夠更進一步的改變使用者的生活型態，成為一個「有機體」的商品或服務。

簡言之，在高齡社會浪潮下，有許多數位科技運用在解決高齡議題上，但我們也看到許多運用數位科技開發出的商品或服務，因為缺少了從高齡者本身的角度來思考，所以也讓這些開發出來的商品或服務，在實務的照顧現場中，並沒有被高齡者或照顧者善用，而無法發揮協助解決高齡議題的功能角色。是以，筆者要再強調一次「科技始終來自於人性」，科技的運用是要來協助人類社會解決問題，而不單只是一件商品而已。所以每一個有志投入創新科技開發的團隊，應該要思考的是如何從使用者的角度，來進一步思考科技的運用，而非從團隊自身的先進技術來思考商品的開發，這是兩個完全不同的商品開發角度。

第二節　理解當代可能運用於高齡議題的數位科技

　　當代的數位資訊科技發展快速且多元，許多數位技術被廣泛地運用在各個產業或社會議題上。因此，我們必須先對當代的數位科技技術有基礎的理解，並且進一步了解各項數位技術的內涵，以及其運用於高齡社會議題上的可能方向。筆者將於本節的內文中，簡要介紹幾個當代的數位科技方法，讓大家能夠約略的理解各項數位技術方法的概念，未來在各個高齡照顧的場域中，能夠有基礎的概念知識，來思考如何運用這些數位科技，因應高齡議題發展出各項以使用者為中心的服務與產品。

一　物聯網（IoT）

　　物聯網（The Internet of Things, IoT）的概念是在 1999 年被提出，簡要來說就是「萬物連網」的概念，將所有物品透過「無線射頻辨識（Radio Frequency Identification, RFID）」蒐集資訊後，再透過網際網路將所有資訊串接，讓所有物品、商品或是事務，彼此進行交流，而這個交流不需要人的干預。簡要來說，物聯網就是利用無線射頻辨識，透過網際網路實現物品的自動辨識和資訊的相互連結與共用。

　　物聯網具備有三個主要特徵與層次：

（一）全面感知（感知層）

　　利用無線射頻辨識、傳感器、定位器、二維條碼（QR Code）等方式，隨時針對各類物體進行訊息的採集或獲取。感知包括傳感器的訊息採集、協同處理、智能聯網，以達到蒐集訊息後，進行各項事務的控制目的。

（二）可靠傳遞（網絡層）

　　透過各種行動數據和網際網路融合，對接收到感知的訊息進行事實的遠程傳送，實現訊息的交互和共享，並進行各種有效的處理。在這個處理的過程中，通常需要運用到網際網路，將所蒐集到的訊息上傳至雲端。因此，5G 時代來臨後，將會為物聯網帶來更新的革命性數據蒐集、傳輸，與使用的方式。

（三）智能處理（應用層）

　　利用雲端計算、模糊辨識等各種智能計算的方式，對隨時隨地所接收到的跨地域、跨行業、跨部門的海量數據和訊息進行分析處理，提升對物理世界、經濟社會各種活動和變化的洞察力，實現智慧科技的決策與控制能力。

　　在高齡照顧或是長期照顧的領域中，具備有許多感知蒐集的器材，如：血壓機、血糖機等感測器材。過去這些感測器材多是僅停留在蒐集個案身上的各項生理數據，是屬於物聯網的「全面感知（感知層）」部分。近年來，有許多關注在智慧醫療的廠商，也陸續運用物聯網的技術，將前述的感測器材進行串接，將感測器材所蒐集到的數據，透過網際網路傳遞到雲端，再透過程式設計，運用各項數據進行應用，而最常見的就在於「預測」與「預防」的各項智慧科技產品上，藉由物聯網運動器材與健康生理數據的連動、分析，提出預防處方，成為一整套健康管理方案。

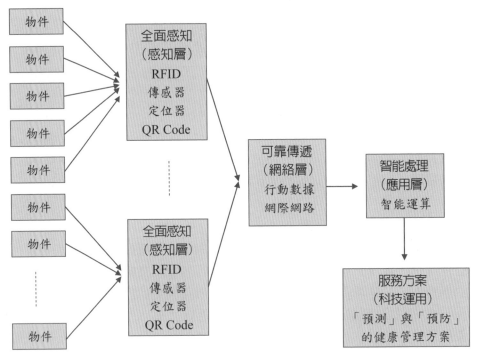

ぷ圖 8-1　物聯網的操作概念

二 人工智慧（AI）

人工智慧（artificial intelligence，簡稱 AI）是 2010 年之後，科技領域中非常火紅的一個名詞，也是一項被廣為運用在人類社會生活中的技術。舉凡家居生活中的各項智能家電、醫療領域的精準智慧醫療、汽車產業的自動駕駛技術、工業領域中的自動化技術等，橫跨人類生活周遭的各個場域、產業領域中，都能夠看到人工智慧的運用。

人工智慧是指運用程式設計的方式，達到人類需要運用智慧才能完成的事情。人工智慧透過對於過去人類決策事務的案例，進行海量的資料學習。透過程式的設計，讓機器從人類的決策經驗中，尋找成功率最高的關鍵決策邏輯，並學習成為機器本身的判斷決策邏輯，這也是人工智慧被廣泛運用的關鍵，因為人工智慧可以減少人為決策的判斷偏誤情形。

人工智慧主要是由幾個層次所組成，包含：

（一）深度學習（deep learning）

人工智慧機器會利用多層次的人工神經網絡來進行數據學習，其中兩種最主要的神經網絡就是「卷積神經網絡（CNN）」與「遞歸神經網絡（RNN）」。CNN 適合運用在圖片、影片等空間數據類型的應用，透過不同階級的特色來辨別圖像，這樣的圖像辨識技術是工業 4.0 的核心技術之一，同時也是自動駕駛的核心技術。RNN 則是適合語音、文字等序列型數據。這類型的技術早在數十年前就被開發出來，但因為當時的硬體環境不僅數據匱乏、運算速度及成本都無法讓這類技術成功帶入商業環境，但隨著近年的運算速度大幅提升，尤其是 5G 環境，將會大幅提升這類技術的運用。

（二）機器學習（machine learning）

機器學習是通過處理並學習龐大的數據後，利用歸納推理的方式來解決問題，所以當新的數據出現，機器學習模型即能更新自己對於這個世界的理解，並改變他對於原本問題的認知。機器學習的成功關鍵與否，取決於提供給機器的數據數量一定要足夠大，且數據的品質也要夠好，這樣才能讓機器學習的模型有更好的數據判斷學習，發展最佳的判斷邏輯。

（三）集成學習（ensemble learning）

　　集成學習是為了降低人工智慧模型的偏見與變數，藉以提高人工智慧的準確度。集成學習會根據不同種類的數據，在各個階段應用不同的演算法來訓練模型的演算法，藉以提高模型本身的準確程度。集成學習在數據處於非常複雜，或是具有多種潛在假設時非常實用，因為它能夠根據不同的假設建立模型，以定義出更明確的方向。

　　人工智慧在前述的主要運作基礎上，進行演算法模型的開發。人工智慧的五大應用領域，包含：

（一）時間序列與預測（time series analysis）

　　針對歷史數據做趨勢分析的手段，最常見的運用方式包含：風險分析、預測分析及推薦引擎等應用。

（二）圖像處理（image processing）

　　是一個專門處理靜態圖像的領域，最常見的應用包含：圖像辨識、人臉辨識及機器視覺等。

（三）音訊處理（audio processing）

　　是一種專門處理聲音數據的領域，最常見的應用包含：語音辨識、情感分析、語音搜尋等。

（四）自然語言處理（natural language processing）

　　是一種專門分析字詞，處理語言的領域，可分為自然語言理解及自然語言生成兩部分。

（五）動態影像處理（video processing）

　　是一種專門處理動態影像的領域，最常見的運用是動態偵測。

　　人工智慧在現代社會中，許多領域已經運用成熟，如智慧型手機上

的軟體應用。而在許多領域中仍有許多待開發的可能，如醫療、長照的領域，都還有待各界積極的投入。透過人工智慧的運用，減少人類判斷決策的偏誤，是未來提供高齡照顧服務可運用的面向之一，也有待專業領域更進一步積極的投入研發。

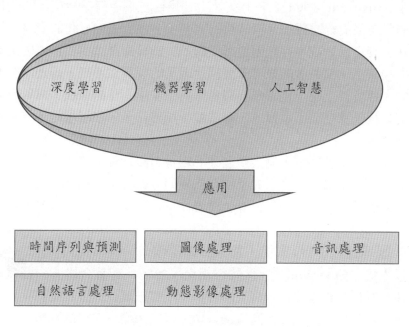

◢ 圖 8-2　人工智慧的運用概念

三　區塊鏈

區塊鏈（blockchain）是一個因為比特幣、以太幣而聲名大噪的科技技術，從一開始運用財務金融的記帳方式，逐步因為連結物聯網技術後，而被廣泛運用在實體生活中。過去人類社會的生活中，記帳方式主要是高度的集中在銀行等中介機構的體系中，所有的金融交易都需要透過銀行或是交易所這個中介機構，在人與人的交易中進行媒合，而這些中介機構則是保存所有的交易紀錄，讓全球經濟、金融體系能夠運轉。

區塊鏈技術被發明出來後，改變了前述人類社會中心化的交易型

態，此區塊鏈的發展大致可分為三個世代。

（一）區塊鏈 1.0（比特幣，去中心化的開始）

比特幣（Bitcoin）開創人類社會的一種新型態記帳方式，以「分散式帳本（distributed ledger）」跳過中介銀行，讓所有參與交易的成員，都能夠將交易紀錄記錄在參與成員的電腦中，做到去中心化的交易系統。

在這套交易系統中存在兩種類型的人，純粹交易者與提供電腦硬體運算能力的礦工。交易者的帳本需要經過礦工的運算加密後，經過所有區塊鏈上的人確認後上鏈，也因為參與者眾多、去中心化的緣故，讓所有被記錄的交易紀錄都變成不可竄改、可追蹤、加密安全，讓這種紀錄方式變得更加安全。

這樣的交易型態下，個人對個人、銀行對銀行都能夠相互轉帳，不需要再透過中介機構，可省下給予中介機構的手續費；也因為交易帳本經過加密、分散處理，所以交易紀錄也變得比以往更加安全，不容易竄改。

（二）區塊鏈 2.0（以太坊，智慧合約認證）

以太坊（Ethereum）與比特幣相比，多了「智慧合約」的區塊鏈底層技術。智慧合約適用程式寫成的合約，不會被竄改，會自動執行，還可以搭配金融交易，所以許多區塊鏈公司透過它來發行自己的代幣。

智慧合約可以用來記錄股權、版權、智慧財產權的交易、醫療紀錄、證書資訊等面向，新增了此種底層技術後，也讓區塊鏈的技術除了運用在貨幣的交易上，也能夠被廣泛地運用在各項產業中，只要是涉及到記錄的不可竄改性、可追蹤性、加密安全的特性時，區塊鏈就是被拿來廣泛運用的技術之一。

（三）區塊鏈 3.0（IOTA，連接實體生活、物聯網）

IOTA 的技術主要是用來解決比特幣、以太坊等現有區塊鏈，因為礦工數量有限，而出現交易緩慢、貧富差距、難以規模化等問題。透過簡單的演算法，讓每個區塊鏈上的交易者都可以參與加密，且不需要全體認證、不需要礦工，能夠加快整個加密速度。因此，此種技術常被用來處理

小型物品但高頻率的交易型態上。

　　IOTA 的技術能夠被運用在生活實體世界中的交易，如電動車充電時，電動車、充電站可以自己驗證機器的身分，車子擁有自己的錢包，自動付錢給充電站，不需要透過人工來完成交易程序。另外，則是被廣泛運用在太陽能板、電網及儲能設備上，方便電網間的電力相互交易程序。

　　因為有智慧合約技術加上物聯網的技術，讓許多人類社會中的生活小型交易型態，都能夠透過 IOTA 的技術來完成交易，不需要經過人工的處理，方便各項小型交易的進行。

　　區塊鏈技術因為去中心化，所以擁有不可竄改、可追蹤、加密安全等特性，再加上物聯網的技術後，讓 IOTA 的技術能夠廣泛的運用在人類社會生活中的各個面向。在高齡照顧領域中，因為健康照顧牽涉到每位被照顧者自身的身體數據保密性問題，區塊鏈技術的運用，能夠有效保存及追蹤每一位被照顧者的各項身體量測數據。同時，長照走向給付制度後，許多服務與給付間的交易型態，是否能運用 IOTA 技術來進行自動化的交易，降低人工記錄過程的行政程序與疏失，都是未來可進一步思考的面向。

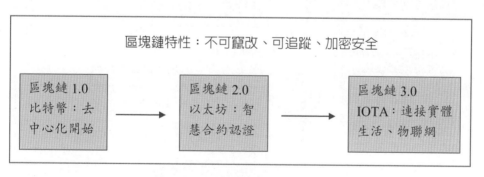

🖉 圖 8-3　區塊鏈技術的發展與運用

四　企業資源規劃系統（ERP）

　　企業資源規劃（Enterprise Resource Planning，簡稱 ERP）是一套提供給企業進行有效管理的系統，透過數位科技的導入，協助公司做有效能

的營運管理，提升整體公司的營運成效。ERP 透過整合性的數位資訊系統，將公司內部的各項流程進行整合，包含：財務會計、訂單管理、人力資源、製造、銷貨庫存與客服等，全數整合進入單一套的資訊管理平臺上。

ERP 系統早在 21 世紀初就被企業界廣為運用，而在近年物聯網、人工智慧、區塊鏈等先進科技技術的發展下，ERP 系統也陸續發展出與前述各項技術相互結合的新型態 ERP 系統，例如：採用機器學習與流程自動化等領先科技，為企業提供全方位的智慧功能、營運透明度及超高效率。

新一代的 ERP 系統因為整合先進技術後，不僅是擁有過去早期整合提供內部管理、提升行政效率外，同時也能夠自動化製造流程，透過深度

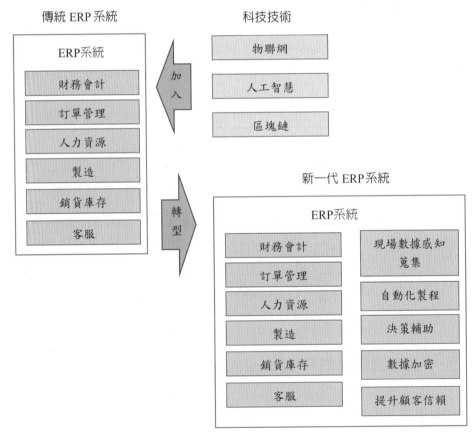

圖 8-4　ERP 系統的運用

學習的人工智慧系統提升營運決策；透過物聯網技術，能夠有效管理廠房內各項數據，並將蒐集到的各項數據，提供給人工智慧機器進行資料蒐集的運算。此外，也因為區塊鏈技術的運用，讓 ERP 系統內的各項數據變得更具可信賴程度，因為保有可追蹤性的特性，也讓消費者對於產品製造過程的相關數據，更具高度的信任，提升相互間的交易關係。

　　新一代的 ERP 系統，因為整合新型態的科技技術，如：物聯網、人工智慧、區塊鏈等技術，讓 ERP 系統運用在長期照顧機構的管理中，能夠提升長照機構的照顧管理效能，並且提供機構內被照顧者的預測及預防等服務。透過物聯網技術整合跌倒偵測、定位、緊急呼叫、智慧床墊等感測設備，並結合 AI 演算法的跌倒偵測技術，在長輩跌倒當下能即時推送警報至後臺及手機，守護長者的安全。這類技術的運用，都將會改變過去長照機構的服務型態，讓智慧長照機構於未來的高齡照顧型態中，變得更加可能，也讓長照機構的管理變得更有效率及效能，同時也能夠提升長者的被照顧品質。

第三節　智慧社會可能帶來的兩難議題

　　智能社會已經是當代人類社會的必然生活型態，科技為人類生活帶來許多的便利性，也為人類社會解決許多問題。然而，正當我們享受科技為我們帶來的便利時，科技同時也帶來社會不可避免的兩難問題，最常被提起的莫過於科技社會所帶來的倫理議題、科技造成社群關係冷漠的問題、工程師如何運用數據寫出具有價值判斷的程式、科技公司的監控資本主義的問題。

一　科技社會的倫理問題

　　科技社會中的倫理問題，最常被提起討論的案例，莫過於自動駕駛的例子。當一輛行駛在路上的自動駕駛車輛，即將撞上通過馬路的一位老人、一位小孩，自動駕駛車輛已經無法避免必須選擇撞上其中一位時，自動駕駛的車輛將會選擇撞上老人，因為老人的年紀剩餘的生命價值不如小孩子來得高，所以自動駕駛車輛將會選擇撞上老人。許多社會學家就會提

出批評，難道年紀是判斷一個人是否具有價值的唯一依據嗎？如果這一位老人是某一個國家的總統呢？那他是否還是一位沒有價值的老人？

　　當然，前述所舉的例子有點極端，但是這樣的舉例是想要突顯科技社會下，可能產生的倫理議題。許多透過程式設計所計算出來的決定，這個程式的設計邏輯，是否真的適合作為判斷的唯一邏輯，這就會產生許多科技社會所帶來的倫理議題。

二　科技造成社群關係冷漠

　　自臉書、推特、LINE 等社群軟體在人類社會中問世後，逐漸改變了人類社會的人群互動關係。一群三五好友到餐廳聚會，卻看到各自滑著自己的手機；在家中媽媽煮好晚飯，透過 LINE 的群組告訴大家吃飯了。社群軟體的問世，確實改變了過去人與人的互動型態，社群間的互動關係不再像過去一樣熱絡，冷漠的關係也為人與人間的關係帶來許多危機。

　　人類本來就是群居動物，尤其在人的照顧服務上，缺少溫度與情感的照顧型態，往往不被人們所接受，而當科技逐漸轉變人群的互動關係，科技冷漠感逐漸侵蝕人類社會後，未來牽涉到人與人間的照顧服務時，將會產生何種衝擊，是未來照顧服務型態導入科技後所需要進一步思索的課題。

三　決策程式是否符合社會價值

　　大數據的決策模式，來自於工程師透過大量資料的蒐集後，寫出一個能夠依據大數據基礎的程式邏輯，提供作為決策模式的運用。然而，這編寫程式的工程師，其所撰寫出來的決策程式邏輯，是否符合大眾的社會價值，就成為被大家所質疑的重點。每個人會因為所受的教育背景、成長的社會文化差異，而產生對於社會議題判斷的價值觀。西方社會價值邏輯所編寫出來的決策程式，是否就適合運用在東方社會中，畢竟東西方的文化價值背景不同，因此，如何產生符合社會價值期待的程式，就成為工程師撰寫程式所需要受到的挑戰。

四 監控資本主義

科技社會下許多軟體都是免費使用，如 Google Map、Facebook 等程式，但免費的背後代表什麼意義？科技公司透過免費的軟體，提供消費者使用後，透過消費者使用的過程中蒐集相關的使用行為數據，成為科技公司研發新型態科技產品的數據來源，甚至許多科技公司會運用這些數據特性販售商業廣告，而所有免費使用軟體的使用者，都成為助長這些科技公司成為科技獨角獸的幫手。

究竟這些使用者所使用的行為數據，是某家科技公司的個人財貨，抑或是整個社會的公共財，而這些行為數據僅僅透過個人資料的授權同意，就提供給科技公司進行商業使用，是否符合人類社會的最佳利益，都成為各界關注與討論的重點，監控資本主義的批評也隨之而起。

面對智慧社會的來臨，確實產生一些人類社會過去從未面臨過的問題，而人類社會脫離不了科技也成為社會發展的事實，面對前述各界紛紛提出的智慧社會帶來的難題，要如何思索出一個妥適的方式來因應解決，就成為未來智慧社會發展的重要課題之一。「民主」價值實踐於智能社會中，科技公司對於軟體使用者數據蒐集後的運用程序，是否能夠成為解決智慧社會兩難的良方，也有待未來進一步實踐與追尋其他的可能性。

第四節　共生社區照顧模式的「適用性科技」運用

如何洞察使用者的需求，連結數位科技發展服務或產品，來協助解決使用者的需求，也是建構共生社區照顧模式過程中所需關心的重要課題之一。如同筆者於前面章節中所提到的，數位科技在運用時如果能夠充分以「社會設計」的原則，洞察實務場域中使用者的需求，運用數位科技解決使用者關注的核心議題，這樣的運用方式，將能夠有效解決使用者所遇到的問題，並且能夠滿足社會創新方案的三項準則，讓此科技運用所開發設計的產品或服務，在實務現場中永續的被使用下去。

本節將分享筆者行動參與的「厚熊笑狗長照創新產業」，如何運用社會設計的方法，洞察參與其中的利害關係人所遇到需要解決的關鍵議題，

導入數位科技的技術，開發出「厚熊笑狗 APP」，提供利害關係人運用來解決所遇到的相關問題。筆者將針對 APP 系統中的「講師排課功能」與「志工補充貨幣交換功能」，分別說明筆者如何洞察使用者的需求，並導入數位科技來開發系統，協助使用者解決其所面臨的問題。

　　從筆者行動參與導入數位科技於共生社區照顧模式的建構過程中，筆者也發現並非最先進的技術，就適合運用在共生社區照顧模式中，而是需要洞察不同使用者所遇到的問題，然後運用適用性的科技來開發服務解決其遇到的問題，如此才能夠真正從使用者角度出發，設計開發出符合使用者需求的科技產品。因此，對於共生社區照顧模式來說，推動的組織更應該思考的是，如何在洞察到使用者的需求後，導入適用性的科技技術來因應解決，而非一昧地追求最先進的科技，關注使用者的需求，更勝於追求最先進的技術，這正是建構共生社區照顧模式時，數位導入的重要原則。

一　「講師排課功能」的系統開發

　　「厚熊笑狗長照創新產業」自 2017 年以來，在大埔里地區積極協助各個社區建立社區照顧的能力，主要以培力社區能夠建立巷弄長照站為主要目標，在歷經 2 年多的努力之後，大埔里地區總計有三十四個社區成立了高齡照顧據點，其中有：巷弄長照站、樂齡學習中心、失智社區照顧據點等多元的照顧型態。雖然因應社區的不同需求，分別於不同的社區成立了不同的照顧據點型態，但這些據點的服務內容，主要都是以在社區中提供健康促進的課程，讓社區長輩藉由參與課程的過程中，能夠預防及延緩老化。因此，對於社區來說辦理前述的據點，最重要的任務就是每天要開辦適合社區長輩的課程，而辦理這些課程時，社區就需要有適合的講師人選，到社區內進行課程。

　　有鑒於前述大埔里地區社區推動高齡照顧的特性，對於大埔里地區的社區來說，每天有三十四個社區據點需要邀請講師到社區裡開課，而這些課程的安排，大部分都會提前一個月，由社區主要負責排課的總幹事或是主責人員，以電話聯繫的方式進行社區講師的排課。筆者在 2019 年 5 月參與社區對於推動長照業務的會議時，發現社區對於每個月需要電話聯繫排定課程，所導致的行政程序感到相當困擾，因為當時大埔里地區有二十

多個社區每天需要講師授課，社區常常需要打很多通的電話聯繫講師，對於很多志願性投入社區工作的幹部來說，會增加很多時間上的成本，也讓社區幹部感到很大的困擾。

　　另外一個社區所遇到的問題，則是社區對於能夠找尋的師資來源有限，很多社區都僅能從幹部個人的人際網絡去找尋老師，很多找到的老師可能在教學品質上也不是那麼適合，這也讓社區幹部苦思要如何找尋到合適的講師。此外，對於在社區內授課的講師來說，並非每個社區講師都熟悉，所以縱使講師的教學相當有品質，往往也會因為講師個人人際網絡問題，而無法讓所有的社區了解到能夠邀約進行開課。

　　筆者於 2019 年 5 月洞察到社區端的講師排課媒合問題時，便與筆者任教的暨大資管系老師進行討論，提出社區端的相關訴求讓資訊專業的團隊了解。而對於資訊專業的團隊來說，要開發設計一個社區端的講師媒合平臺並不困難，這是很基礎的資訊科技技術，很快的資訊團隊便在 2019 年 7 月完成系統的初步開發（開發概念如圖 8-5、系統實境圖為圖 8-6），並開始導入到社區的場域中進行應用。同時，筆者也帶領「厚熊咖啡館」的團隊，開始辦理各項社區講師的教育培訓與認證課程，並根據研究文獻

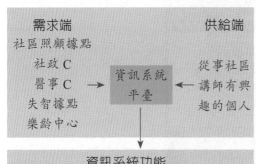

需求端　　　　　　　供給端

社區照顧據點
　社政 C
　醫事 C　　→　資訊系統平臺　←　從事社區講師有興趣的個人
　失智據點
　樂齡中心

資訊系統之優勢
1. 減少社區安排師資之行政成本
2. 提升社區講師授課品質

資訊系統功能
1. 社區統一 Booking 課程師資管道
2. 師資分類管理
3. 社區針對師資授課星級評鑑（5 顆星）
4. 保障參與師資每月最低授課時數（由於顆星數不同，保障時數亦不同）

✍ 圖 8-5　厚熊笑狗講師媒合平臺資訊系統開發概念

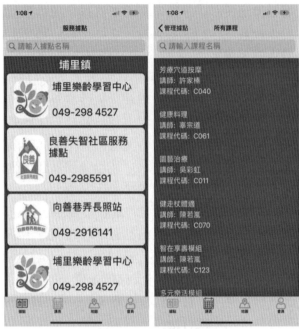

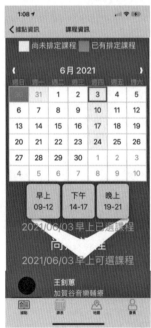

✑ 圖 8-6　厚熊笑狗講師媒合平臺資訊系統實境圖

與實務經驗，將社區講師的專長進行分類，總計分為：健康促進、樂齡教育、社會參與、失智照顧、靈性關懷五大類別的課程類型，並於媒合平臺的系統中，將講師分類建置於平臺內。

透過簡單的 APP 數位資訊系統建置的技術運用，「厚熊笑狗長照創新產業」所開發的資訊平臺，協助三十四個社區據點解決每月排課所需要的溝通時間成本，讓社區幹部能夠透過系統快速的媒合老師，同時也讓社區能夠排定的講師來源不會太過單一。不同於過去侷限在社區幹部個人的人際網絡，而是透過系統的排課，能夠有更多元與類別平均的講師來源，且於系統上所找尋到的講師，所開授的課程也多是具有一定品質，並接受認證過的講師。

另外，對於有興趣投入社區據點授課的講師來說，透過參與資訊系統與社區進行媒合，不但可以減少講師需要自己與社區建立關係的時間成本外，講師也能夠透過加入系統，成為資訊系統的師資庫成員，來向社區說明其授課品質，是受到專業長照服務機構的認證，社區可以安心的排課給講師。

從「厚熊笑狗長照創新產業」所開發的 APP 資訊平臺案例中，可以看到該資訊平臺的開發緣由，是來自於筆者從會議討論的過程中，洞察到社區推動高齡照顧過程中，所會面臨到的推動難題，從社區組織這個使用者的需求出發，媒合資訊團隊，透過適用於解決這個議題的簡單數位技術，開發出一個 APP 資訊系統，來協助社區解決其推動照顧服務所面臨的若干問題。

（二）系統中的「志工補充貨幣交換功能」

「厚熊笑狗長照創新產業」的 APP 資訊系統中，除了有前述的講師排課媒合系統外，還設計了另一項「志工時間銀行」的系統。在志工時間銀行的系統中，則是融合了「物聯網運用於志工簽到退」及「志工補充貨幣交換」的兩項功能。在 APP 資訊系統中，針對志工銀行部分會有前述兩項功能的納入，主要也是基於社區端對於志工人力運用上的需求，於 APP 系統內設計回應需求的兩項功能。

如同前一項社區講師媒合的系統開發部分，志工這部分的系統開發，主要也是來自於筆者參與「厚熊咖啡館」的社區志工討論會時，洞察

出志工在時間銀行的運作上的相關需求。筆者在第四章的內文中，有分享厚熊咖啡館對於志工銀行的運作，如何運用公民參與的方式，讓志工透過共識討論的過程中，於 2018 年 5 月共同制定出「厚熊笑狗長照創新產業」以補充貨幣的方式，作為志工銀行的運作機制。

在運作將近一年的時間後，筆者於 2019 年 3 月參與厚熊咖啡館的社區志工討論會時，發現雖然參與厚熊時間銀行的志工們都有透過服務來兌換累積補充貨幣，但志工對於補充貨幣兌換服務、課程與商品的狀態並不熱絡。筆者便於志工討論會時進一步與志工對話，向志工了解補充貨幣兌換狀況不熱絡的主要原因，參與的志工也回應，因為補充貨幣的點數累積都由厚熊咖啡館的社工師以紙本統計，但志工認為時常詢問社工師累積多少點數，或是可以兌換什麼東西，志工會擔心讓社工師覺得是不是太過計較，所以也導致志工不太願意進行兌換。

有鑒於志工對於兌換補充貨幣的擔憂，筆者便與志工討論如果透過手機的 APP，讓志工可以一目了然自己所累積的補充貨幣數額，即可兌換商品、課程與服務，是否能夠克服志工對於補充貨幣兌換的擔憂。筆者在獲得志工對於運用 APP 系統來管理補充貨幣的正面回應後，就開始積極與暨大資管系的教師團隊進行系統開發的討論，連同社區講師的媒合平臺系統，於 2019 年 7 月完成系統初步開發，並開始讓社區志工進行 APP 系統的使用（圖 8-7）。

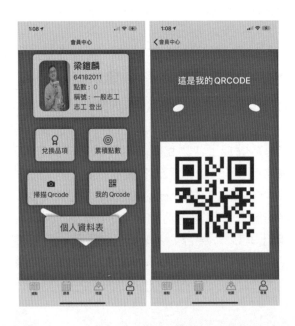

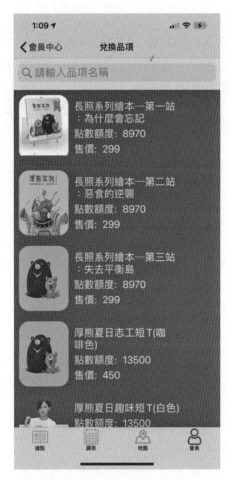

✄ 圖 8-7　厚熊笑狗志工銀行補充貨幣兌換系統實境圖

在厚熊笑狗 APP 系統中「志工補充貨幣交換」的部分，主要是以解決志工對於補充貨幣兌換過程的擔憂，透過 APP 系統透明化管理志工服務所累積的補充貨幣數量，讓志工於線上就可以進行課程、商品與服務的兌換。同時，APP 系統也為了解決志工服務時簽到退的問題，過往都是由社工師進行紙本記錄再做計算轉換，而此次的 APP 系統開發，則是同時運用物聯網的技術，讓志工透過智慧型手機掃描 QR Code 的方式，就能夠進行志願服務的簽到退，並且直接透過資訊系統計算轉換為志工個人

的補充貨幣數額。

　　筆者於厚熊笑狗 APP 資訊系統的開發經驗中，主要是優先針對服務過程中的兩個主要使用者，分別為社區組織與志工，進行使用者需求的洞察，並且在洞察出使用者的需求後，進行數位資訊系統的導入，而在解決厚熊笑狗此一共生社區照顧模式的數位運用需求上，並不需要很先進的數位技術，而是只要能夠解決需求的「適用性」技術導入，就能夠充分滿足使用者的需求。

　　因此，建構共生社區照顧模式的過程中，由於是以服務使用者及參與的利害關係人為主，運用社會設計的方法，以解決使用者的需求為主要目的，在運用數位科技的部分，並不需要非常先進與高端的技術，才能夠解決在地的照顧需求，而是只要找到能夠對應解決需求的「適用性」技術即可，而這也是建構共生社區照顧模式過程中，所需要注意的重要關鍵策略。

第九章

關鍵策略八：
「社會影響力」的評估方式

　　如何評估建構共生社區照顧模式成效，是想要推動此照顧模式的推動組織所關心的重點。畢竟推動任何一項政策或服務方案時，如何提出具體的執行成效，來說服關心此課題的利害關係人，能夠理解推動此服務方案，是一件值得永續推動的事情。而對於共生社區照顧模式這種以社會創新模式來解決問題的行動來說，運用傳統的成本效益評估分析，是否能夠完整的呈現出建構共生社區照顧模式的成效呢？

　　對於社會創新事務，為的是解決社會問題為出發點的創新服務，運用傳統經濟效益管理的觀點，來看待創新事務的成效，近年來被認為是不足的。因為社會創新關注的是社會問題的解決，並非投入的成本能夠創造多少的效益，所以用成本效益似乎無法完整呈現創新方案所產生的價值。因此，「社會影響力評估」的概念被提出，相較於成本效益來衡量創新方案的效益，能夠充分了解創新方案投入後，解決社會問題所產生的效益，似乎更能夠完整呈現社會創新方案的價值。

　　關於社會影響力評估的工具有上百種，但什麼才是最適合共生社區照顧模式所運用的社會影響力評估工具，我們就必須要進一步了解。筆者於本章的內文中，將優先說明運用社會影響力評估來衡量社會創新方案成效的重要性，接著再進一步介紹國內常用的社會影響力評估工具，提供有意參與投入共生社區照顧模式的組織，運用相關更適合社會創新方案的評估工具，來評估組織所投入的創新行動。

第一節　為什麼需要社會影響力評估

　　我們可以用一個簡單的例子來做說明，梁阿公自己獨居在一個農村社區中，在這個農村社區中有一間厚熊咖啡館，長期在此一農村社區中推動共生社區的照顧模式，連結了許多在地產業與志工，共同築起農村社區的共生社區照顧網絡。某一天，梁阿公因為外出購物不小心騎機車摔倒了，被路人緊急叫救護車送到醫院。到了醫院後，因為梁阿公的小孩都在北部，趕回來看阿公需要 3 小時的車程，加上小孩工作請假並不方便，於是梁阿公聯繫了厚熊咖啡館的社工師，社工師馬上找了志工前往醫院陪伴阿公，並協助阿公返家。

　　梁阿公返家後雖然傷勢不太嚴重，但因為梁阿公有慢性疾病，若是傷口沒有照顧好，可能會有蜂窩性組織炎的情況，所以離開醫院時，急診室的護理師交代志工必須要提醒阿公好好照顧傷口。但對於阿公來說，因為視力的退化，加上沒有照顧傷口的基礎知識，所以不知道能夠如何處理。阿公返家後，厚熊咖啡館的社工師就前往阿公家中家訪，並且與到急診室陪同阿公的志工了解醫師的醫囑後，社工師隨即聯繫社區中護理師退休的志工，請志工每天早晚能夠至阿公家中幫忙換藥，協助照顧阿公的傷口。在護理志工的細心照料下，阿公很快在不到五天的時間，傷口已經癒合完全。

　　在護理志工介入照顧阿公傷口的時候，也發現阿公的狀況不太適合自己外出買三餐，所以請社工師協助媒合送餐服務，但因為阿公原本不是長照服務對象，若要進入長照核定的評估程序，無法滿足阿公現階段的送餐需求。於是厚熊咖啡館的社工師便媒合社區內的小餐館，協助阿公三餐的送餐服務，而社區的小餐館因為知道梁阿公是弱勢戶，所以願意每日免費供餐協助阿公度過這段時間。

　　從前述的例子來說，如果要來衡量厚熊咖啡館，此一推動共生社區照顧模式的組織，於照顧梁阿公這個行動上的效益，若用傳統成本效益的方法來評估時，梁阿公的這個個案，就會成為厚熊咖啡館社工師的個案管理紀錄內「+1」的一個數字而已。但各位讀者可以試著想一下，前述的案例中，因為沒有花費到厚熊咖啡館的成本，所以沒有投入任何成本，因此在成本效益的評估上，就很難有數字的成效，只能從績效上面看到社工師的個案管理多了一個個案，這樣的數字化概念。

　　筆者想要提醒大家的是，前面的這個案例真的只有「增加一個個案管理數目」的意義而已嗎？為了解決梁阿公的照顧問題，有兩位志工投入、一家社區餐館免費送餐，還沒有計算志工除了換藥外，協助阿公家務整理的部分，難道這些志工投入的效益，因為沒有成本的投入，所以就被排除在成本效益的衡量中，這對於厚熊咖啡館照顧梁阿公的這個行動上，整體的評估是否有失公允？

　　有鑒於成本效益的評估方式，無法有效衡量厚熊咖啡館推動共生社區照顧模式的創新行動價值，這也是本章需要進一步與大家分享討論的。如果傳統的管理工具無法作為創新方案的績效評估工具時，那我們還有什麼

樣更好的評估工具，能夠提供我們完整的衡量創新行動的價值，而社會影響力的評估工具，或許能夠提供我們有更多的創新行動方案的衡量方式。

　　如果以社會影響力的評估工具來說，針對前述厚熊咖啡館對於梁阿公的照顧行動上，社會影響力評估會以怎樣的方式來衡量價值呢？在此部分，筆者以簡要的方式來做分析，提供讀者有進一步的思考想像。

　　首先，對於前述的案例中，厚熊咖啡館對於梁阿公的照顧行動中，除了梁阿公以外，還包括：阿公的孩子1位、陪阿公到急診室的志工1位、換藥的護理志工1位、社區餐館1間等，前面幾個為參與照顧阿公行動的利害關係人。採用社會影響力評估的工具時，首要工作就是要對於我們所要評估的行動方案，將涉及在裡面的利害關係人定位出來。定位完成利害關係人後，再進一步衡量此一行動的效益，筆者簡要評估計算如下：

　　厚熊咖啡館建構共生社區照顧模式後，於梁阿公的照顧行動中，創造的效益價值有：

1. **阿公的孩子**：因為有厚熊咖啡館動員在地志工的協助，讓阿公的孩子不用臨時接到電話，而請假趕回老家，此部分為阿公的孩子省下了 7,400 元。
   計算內容：
   請假五天的工資 1,200 元／天 ×5 天 = 6,000 元
   車程往返的車票 1,400 元

2. **陪阿公到急診室的志工**：以時薪 160 元／小時，來計算志工陪伴阿公共 5 小時的時間，因為志工的投入，所以省下 800 元。
   計算內容：
   志工陪伴所省下的薪資 160 元／小時 ×5 小時 = 800 元

3. **每天幫阿公換藥的護理志工**：以一般護理訪視服務所需費用，每次訪視 1,050 元計算，總計省下 10,500 元
   計算內容：
   護理志工幫阿公換藥省下的費用 1,050 元／次 ×10 次 = 10,500 元

4. **社區餐館的免費送餐**：以每餐 80 元計算，社區餐館為阿公送餐所省下的費用 800 元。
   計算內容：
   社區餐館免費送餐的費用 80 元／每餐 ×10 餐 = 800 元

　　總結上面所計算的費用，厚熊咖啡館因為建構了共生社區照顧模式，所以在梁阿公的這個照顧個案上，因為有前述的相關資源連結，為阿公的小孩總共省下了：19,500 元。因為阿公外出騎車摔倒，沒有厚熊咖啡館的共生社區模式時，阿公的小孩原本需要額外花費 19,500 元的費用，但因為有厚熊咖啡館的這個創新行動，所以為阿公這個單一個案的家庭，節省了 19,500 元的費用，這就是厚熊咖啡館此一共生社區照顧模式，所創造出來的社會影響力。

　　如果從社會影響力評估的工具來看，梁阿公的這個案例，就不僅只是成本效益評估中的「一個個案管理數」而已，而是為整個阿公的家庭省下了 19,500 元的費用。而對於厚熊咖啡館所建構的共生社區照顧模式來說，梁阿公只是整個共生社區照顧模式的其中一個個案而已，對於有共生社區照顧模式的區域，因為有這樣的創新模式，所以很多在區域內發生的需求，都能夠透過模式的資源連結來解決需求，而解決需求的過程就會創造出許多協助家庭或社區減少負擔的成果，這正是社會影響力評估工具所想要呈現的價值。

第二節　社會影響力評估期待實踐「社會價值」

　　新管理主義於 1980 年代在政府內興起後，新公共管理主義成為政府推行服務方案的主要評估與衡量工具，而這樣的思潮也讓政府開始師法企業組織，運用成本效益或是績效管理的工具，作為評估公共政策或是社會福利政策服務的政策效益。但也因為公共政策原本就是以解決社會議題為主要目的，如果過度考量管理績效的問題，是否會造成政策目的因為過度考量成本效益問題，而導致政策無法達到其原本目的。

　　如何能夠真正衡量政策的績效與目標，成為公共行政學界所關注的重點，進入 21 世紀後，公共行政學界提出「新公共行政」的觀點，認為政策推動應該要顧及社會的「最佳價值」，而非新公共管理所關心的「效益價值」。然而，有鑑於最佳價值始終無法發展出適當的政策評估工具，英國政府開始提出「社會價值」的觀點，希望以社會價值的實踐，能夠真正評估政府的政策成效。

　　社會價值也正是社會影響力評估的核心概念，創新方案的推動，或是

公共服務的提供，其主要目的應該是在於解決社會問題，創造更大的社會價值。但對於許多政府單位、非營利組織來說，原本滿足組織的社會價值與社會目的，就是這類型組織成立的重要目的，但如果因為運用私部門企業的成本效益與績效管理，來衡量公部門及 NPO 的服務價值時，將會引導公部門及 NPO 的服務被績效評估所引導，而過度講求成本效益的績效評估，則會讓公部門及 NPO 過度計算其投入成本所能產生的效益，而這樣的評估方式，將會讓公部門與 NPO 組織喪失其原本該有的服務價值與目的。

　　有鑒於過度仰賴新管理主義的績效管理方法，並不利於公部門評估是否實踐社會價值，所以英國透過制定《社會價值法》來作為考量社會、經濟與環境福祉的法律依據，但如何訂定明確的契約規範，讓政府當局與民間組織間的合作關係，能夠具體實踐，就有賴各地方政府議會針對各自區域的情況而訂。英國各地的郡議會大多透過選擇與特定契約相關的社會價值衡量，來作為主要的實踐方法，採用主題、結果與衡量（Themes, Outcomes and Measures, TOMs）架構來衡量其政策服務的社會價值。

　　根據前述的《社會價值法》，英國各地紛紛制定各自的 TOMs 架構，如：伯明罕市議會 2013 年推出一系列法案，薩里和東薩賽克斯郡議會於 2015 年、哈囉議會在 2016 年推出 TOMs 架構，目的都在實踐社會價值的目標（表 9-1）。社會價值的實踐不僅在公部門發酵，非營利組織也積極透過社會影響力評估的概念，期待找出能夠完整呈現 NPO 組織價值的評估工具。

　　從前述英國政府所推出的 TOMs 評估架構中，可以看到英國政府希望透過一套全新的價值評估系統，來衡量英國政府在公共服務提供上，是否實踐社會價值的目標。而這樣的目標正因為過去的績效管理方法無法呈現，所以需要一套全新的價值體系來進行評估。TOMs 的價值評估架構，確實能夠提供當代政府更多對於政策績效評估的衡量，尤其在過去幾十年來過度仰賴管理主義後，使得許多社會問題的解決，都改以政府向民間購買服務的外包形式。若市政府持續以績效管理的方式來衡量向民間部門購買服務的成效時，將不利於民間部門協力政府投入社會問題的解決。如同筆者於前一節所提的案例，管理主義的績效評估方式，是無法衡量社會創新所產生的社會價值。

🔖 表 9-1　伯明罕市議會的 TOMs 架構

主題（Theme）	結果（Outcome）	衡量範例（Examples of Measures）
當地就業	增加當地就業	您將創造多少個新的全職工作
		您將提供多少小時的志願工作時間
		員工居住在 10 英里內的比例
購買伯明罕優先	促進「購買伯明罕優先」	您的支出中有多少百分比是從 10 英里內的供應商所提供
		在第三部門支出的百分比
		有多少採購機會張貼在市議會的「在伯明罕找到」網站
社區合作夥伴	支持社區韌性私營部門在社區中的投資居民做出對社會負責的決定	有多少學校得到管理者、閱讀、指導、職業建議、簡歷寫作的支持
		在社會企業的支出有什麼價值
		支持的社區組織數量
優良雇主	促進公平就業和平等權利	為伯明罕市議會契約服務的員工支付生活工資
		彈性工作時間
綠色和永續	保護環境	二氧化碳的減少
		有多少燃料缺乏的人透過能源效率衡量得到協助
道德採購	促進道德採購	經過倫理實踐審核的供應商百分比
		在主契約條款中支付的發票百分比

資料來源：沈建文（2017：24）。

✄ 表 9-2　薩里和東薩賽克斯郡議會的 TOMs 架構

主題	目標	結果
經濟	• 與供應商合作以增加在地支出 • 發展在地的供應鏈 • 透過衡量和改進就業與技能的承諾，以主動解決技能短缺的問題 • 促進在地招聘，以支持成長和永續的要求	• 蓬勃的在地企業 • 人們具有工作技能，企業可以接觸到具有技能的本地勞動力 • 更多當地人在工作
社會	• 透過建立能力和永續性，與志願和社區部門及其他社區團體建立更強有力的聯繫 • 確保優先團體的學徒制，培訓和其他工作機會 • 辨識與支持提供滿足當地社區和居民需求的福利	• 賦權、有效和靈活的志願、社區和信仰部門 • 人們更健康，並得到生活的支持 • 企業更對社會負責，並與當地社區進行互動
環境	• 鼓勵使用環保產品／服務，以及道德採購流程 • 促進環境管理，以減少碳足跡和二氧化碳排放 • 提高當地環境和永續性的意識	• 企業可永續經營，並對當地社區的環境影響承擔更大的責任 • 人們居住的環境可持續的生活 • 人們能生活、工作與參觀充滿活力和創意的市中心
創新	• 促使供應商確定創新的解決方案和預防措施，以減少對服務的需求並改善居民的經驗	• 提出的供應商方案與衡量以增加社會價值，對企業成本相對較低，但對居民的價值較高

資料來源：沈建文（2017：24）。

　　同樣的，在新管理主義的概念下，控制成本產生最大效益，是管理主義績效管理中最根本的核心價值，但在這樣的價值之下，政府與民間部門的合作就僅會存在於如何控制政府的採購成本，斤斤計較政府所花出去的每一筆錢，是否能夠創造出更大的價值。而對於民間部門來說，雖然協助政府提供服務來解決社會問題，但也因為政府的成本效益考量，往往也會讓民間部門用同樣的評估指標，來衡量民間部門所提供的服務效益，而非

評估服務所產生的社會價值。正因為過度的管理主義導向後，將會讓社會問題的解決受到考驗，許多共同參與解決社會問題的組織，因為考量成本效益，所以朝向組織服務成本的控管，而限制了組織因為投入解決社會問題時，所能產生的創新解決效益，而這樣的循環將不利於社會創新價值的創造。

因此，英國提出的 TOMs 架構，對於公部門與民間組織的夥伴合作有其必要性，此一架構將會重新衡量公部門向民間部門採購服務的評估策略，希望民間部門能夠真正於提供服務的過程中，創造更多服務的社會價值。也因為許多 NPO 與政府間是夥伴合作關係，透過政府的財政挹注，讓 NPO 能夠實踐組織的社會價值，而政府若能夠採用關注社會價值的評估工具，則會讓 NPO 組織於協助政府解決社會問題、創造社會價值的行動上，有更多的彈性。

相同的，政府若能夠有更多關注社會價值的評估工具出現，NPO 與政府共同投入解決社會問題的行動時，NPO 就能夠有更多的創新行動；而在這樣的合作互動關係下，NPO 也就需要有更能夠呈現其行動價值的評估工具，這也正是 NPO 組織投入社會創新行動時，必須要採用社會影響力評估工具，來作為衡量其創新行動主要工具的必要性。

第三節　社會影響力評估工具

社會影響力評估（social impact）的概念開始被提出，其認為政府或非營利組織，投入服務方案的目的是在於解決社會問題，而社會問題的解決不能單只看服務方案解決多少個個案的問題，而應該進一步關注投入的服務方案，解決個案問題後，能夠為個案的家庭、社區、社會環境帶來什麼影響，而這些正向的影響，都是服務方案投入所產生的價值，如果單從績效評估的概念，是無法完整呈現服務方案所帶來的價值。

因此，社會影響力評估不像績效評估，可以單純關注量化的成本效益指標，而是需要進一步去界定服務方案可能產生的影響範圍，有哪些團體、個案、行為者可能會涉及到服務方案的範圍內，再進一步去評估每一個受到影響的服務對象，可能因為此方案所產生的有形／無形效益、減少

多少成本的支出等，都是社會影響力評估所需要評估的範圍。

　　社會影響力的概念是希望能夠完整呈現，公共組織投入服務方案的社會價值。為了能夠具體評估社會影響力，各界也陸續發展出不同的社會影響力評估工具。而近年在我國，最常被使用的社會影響力評估工具，主要有：社會報告準則（SRS）、價值展示（DV）、社會投資報酬率（SROI），每一個工具的操作內容都不太相同，但是都希望能夠在適合的領域中，充分展現其社會影響力的內涵。

（一）社會報告準則（social report standards）

　　社會報告準則（social report standards，簡稱 SRS）是近年我國最常被提及使用的社會影響力評估工具之一，此工具最常被使用的領域主要為社福類的非營利組織居多。

　　SRS 主要是探討 NPO 組織針對其所欲解決的社會問題，發展出何種願景目標，投入多少資源在對應社會問題解決的方案上，並且需要定義出計畫執行過程中，所可能產生的影響鏈與影響邏輯，界定除了目標個案以外，方案推動後可能產生影響的群體。在方案執行後，評估方案的影響邏輯，並針對各項方案所界定的社會問題，逐一討論方案執行後，各項社會問題所產生的改變為何，以及促使改變的因素是什麼。

　　SRS 的特色在於強調問題的發現，討論問題透過方案介入後，能夠產生什麼問題解決的結果。界定方案推動後，所可能影響的群體，影響鏈中可能涉及的利害關係人有哪些，再透過質化的語言，去分析各個利害關係人在方案介入後，對應方案所欲解決的問題，促使問題產生哪些改變。

　　SRS 之所以能夠被社福類的 NPO 所廣為使用，主要是因為此工具所強調觀察影響力改變的內涵，以及工具使用上的特色，與社福類 NPO 組織平常所在做的事情很相近。社福類 NPO 組織主要是關注社會問題的解決，方案介入後，往往不是多少個案接受到服務的數字問題，而是接受服務的個案，在接受服務後，其社會行為產生哪些轉變，而這些轉變才是服務方案介入的重要特色。SRS 的評估工具，也能夠充分展現與呈現出社福類 NPO 投入方案後的轉變內涵。因此，SRS 的報告工具，就成為社福類 NPO 組織最常使用的社會影響力評估工具。

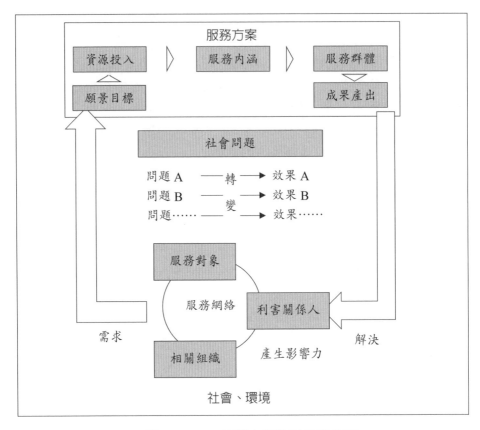

圖 9-1　SRS 影響力評估工具概念圖

資料來源：陳琬惠，2018。

二　價值展示（demonstrating value）

　　價值展示（demonstrating value）是社會影響力評估工具，價值展示通常透過「價值展示手冊」的方式，來幫助組織控管所蒐集來的資料，了解如何使用這些資料去傳達組織、社會企業或是單個計畫方案所產生的成效與價值。使用此評估方法的過程中，可以協助我們決定需要什麼樣的資料，以及如何拿到我們所需要的資料，並且要如何運用所拿到的資料，設計一張「績效快照（performance snapshot）」，讓組織、社會企業或是

單個計畫方案的成果與價值成為吸引人的內容。

　　價值展示手冊的擬定過程，需要經過五個步驟，分述如下：

（一）定義你的受眾，以及他們的需要

　　組織、社會企業或是單個計畫方案的進行，需要連結許多不同的利害關係人，對於每一個價值展示來說，第一步就是要訂定所評估的服務方案，其所可能牽涉到的利害關係人有哪些。這些利害關係人可能包括：員工、志工、管理者、董監事會或理監事會、NPO 的母企業、服務個案群體、捐贈者、同儕團體、在地社群等，都可能是我們需要評估的利害關係人群體。

（二）製作「績效快照」的電腦圖表

　　「績效快照」是一個溝通工具，能夠有效地展現組織所欲展現的績效和價值，有助於讓董監事、理監事會、贊助者等對象，了解方案執行所帶來的價值與績效。

（三）列出你的資訊需求地圖

　　資訊地圖是能夠協助工作者有效管理、計畫與溝通組織價值的資訊圖片，此步驟會從宏觀的組織價值使命角度出發，接著會聚焦到執行方案時需要哪些實際的資訊與資料，最後會進一步評估哪些資訊與資料，對於呈現組織的價值與績效是有用的，就會被篩選留下，以用來展現組織的績效與價值。

（四）設計你的績效快照

　　透過前面的步驟，根據組織的目標，我們能夠在績效快照裡蒐集可能展示的資訊，並且根據這些資訊設計出屬於特定方案的績效快照。在此步驟中，我們能夠針對績效快照的每一個區塊，詳細的去呈現我們所想要統整呈現的各項資訊，藉以讓大眾了解組織的績效與價值。

（五）規劃進一步更新資料的內容

　　根據前一個績效快照步驟所呈現的資訊內容，需要隨著組織的成長進行增修。在這個步驟中，根據績效快照的資訊地圖，規劃出其他有待開發的指標。此外，組織也需要決定需多久一次更新績效快照內容的資訊。

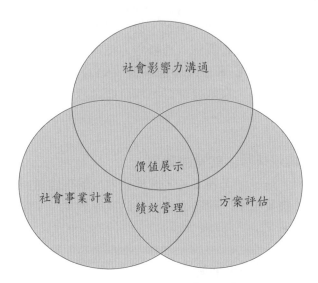

圖 9-2　績效快照的呈現內涵

資料來源：DV Community, 2013.

什麼樣的資訊是重要的？		
使命 的績效	業務 的績效	組織 的績效

這些資訊如何被使用？		
營運 （管理）	責信 （利害關係人）	策略 （治理）

圖 9-3　資訊需求地圖

資料來源：DV Community, 2013；陳琬惠，2018。

三　社會投資報酬率（social return of investment）

社會投資報酬率（social return of investment, SROI）是近年最常聽到的社會影響力評估工具。SROI 可以計算出投入一塊錢，能創造幾塊錢的社會價值，已經被英國政府列為政策投資的評估工具，透過帳上的一筆筆數字，計算出組織投入在社會服務中，能夠創造多少影響力的價值。SROI 之所以會在英國地區盛行，與英國政府於 2012 年通過、2013 年正式生效的《社會價值法（Social Value Act）》有關。

社會價值的計算成為企業與 NPO 組織所積極投入的面向，希望透過社會價值的計算，完整呈現企業投入社會責任，或是 NPO 提供公共服務過程，所獲得的真正價值，而不像過去僅僅是關注在方案的績效評估上。

SROI 作為最常被企業或是社會企業使用的評估方法，主要關鍵在於此方法運用財務會計的投資報酬率方法，能夠計算出企業或 NPO 投入公共服務，所創造的每一塊錢價值。SROI 的七大原則，包含：納入利害關係人、了解產生的改變、衡量相關價值、只包含具重要性的利害關係人、不誇大、過程與結果透明、驗證分析過程與成果的真實合理性。

SROI 評估方法，需要透過六大步驟來進行，分別為：

1. **確定範圍與利害關係人**：確立評估的專案為何，以及接受專案的服務對象是誰。
2. **描繪成果**：描繪專案的服務成果。
3. **證明成果並賦予價值**：計算專案服務成果能夠為服務對象減少多少花費或成本。
4. **建立影響**：確定專案為各利害關係人所產生的影響為何。
5. **計算價值**：計算專案所產生的影響價值，總影響數值除以總投入數值。
6. **影響力運用及揭露**：量化影響力。

SROI 的評估結果，能夠為企業、社會企業或是 NPO 帶來幾項好處，分述如下：

1. **展現組織品牌形象**：透過具體量化成果，加值公益專案的品牌力、影響力。

2. **提升合作機會**：展現公益專案的利害關係人與效益，使政府單位或組織機構共同響應與支持。
3. **獲得評比肯定**：參加永續主題、公益專案等獎項，以展現組織投入專案的社會影響力。

SROI 的社會影響力評估工具，目前在我國最常被使用的，大多為企業組織或是社會企業組織。因為 SROI 的工具使用通常需要專業的財會專業團隊協助，對於許多中小型 NPO 來說，無法負擔聘請專業財會團隊來協助進行組織的 SROI 報告撰寫。這也使得雖然 SROI 能夠具體把組織投入社會服務專案的價值計算出具體數字，但多數 NPO 仍然較少使用此工具方法的緣故。

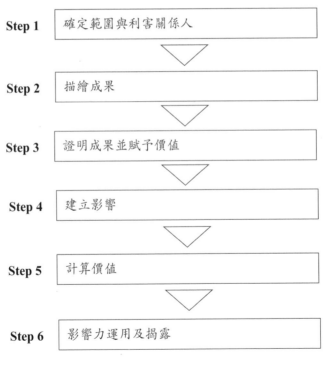

圖 9-4　SROI 影響力評估的操作步驟

第四節　社會影響力評估的延伸運用

　　前面簡要介紹了幾個主流的社會影響力工具後，社會影響力評估除了展現組織投入社會服務方案或是社會責任的價值與績效外，能夠進一步為組織提供什麼樣的延伸使用。近年所盛行的社會影響力債券（social impact bond, SIB），就是將社會影響力評估與債券結合後的新興募款工具，完全顛覆過去 NPO 組織進行募款的方式。

　　NPO 或是社會企業透過社會影響力債券的發行，能夠從金融市場中獲得更多的資源，可以擺脫過去僅是透過社會捐款或是政府補助的財務來源形式，讓 NPO 及社會企業在資金的運用上更為彈性。對於政府來說，透過債券的發行方式，能夠吸引更多金融市場的投資者加入社會服務的行列，減少政府在社會服務上購買服務的財政支出。也能夠提供 NPO 與社會企業組織運用此方法募集資金，投入在更多預防社會問題的服務方案上。

　　社會影響力債券的發行特點，在於打破過往政府作為社會福利計畫單一投資者的方式，透過社會影響力債券的發行，引入獨立或機構投資者，由投資者出錢資助一些社會福利計畫，若是計畫成果有效，政府將會報答投資者，金額包括：本金再加上投資者因為承擔風險所應得的回報；相對的，若是計畫未能達到目標，則投資者將血本無歸。

　　全球第一個發行社會影響力債券的，是英國的非營利機構 Social Finance，於 2010 年 9 月發行的英國彼得城監獄社會影響力債券，成功募集 500 萬英鎊，並資助當地社會組織為 3,000 名刑期在十二個月以下的男性罪犯提供更生服務，以降低出獄後的再犯率。而這個方案推行後，也確實讓該地區再犯率低於英國其他地區，是一個成功的社會影響力債券專案。

　　亞洲第一個運用社會影響力發行債券的案例，就是韓國首爾的 Pan Impact Korea 於 2016 年所發行的社會影響力債券。此債券主要的目的，是希望能夠透過社會影響力債券的發行，來募集資金協助 100 名智能障礙兒童提升獨立及自理能力的方案。另一個亞洲的案例，則是在 2017 年於新加坡發行的女性生計債券，由 Impact Investment Exchange 於新加坡發行。

✍ 表 9-3　社會影響力債券的益處

受益方	受益處
政府	只需要花錢在已證實有效的措施上，節省開支，對資源拮据的政府特別有吸引力。
社福機構	可多元嘗試創新方案，資金運用較爲彈性。
投資者	除可得到資金的回報外，也可以獲得社會聲望。

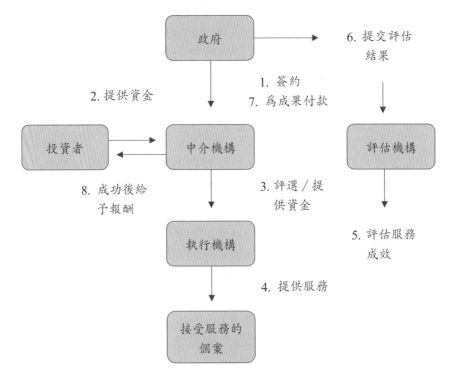

✍ 圖 9-5　社會影響力債券的操作模式

資料來源：黃文萱，2018。

　　社會影響力評估工具除了能夠運用在 NPO 投入社會創新方案的價值評估外，根據國外的操作經驗，也能夠積極的成爲 NPO 組織作爲對外發行債券募款的工具之一。任何一個有意投入共生社區照顧模式的組織，必須要學習如何運用社會影響力的評估工具，來衡量該組織投入解決在地問

題的價值，正如同筆者在第一節所提到的案例，如果單用成本效益是無法衡量推動組織所創造的社會價值，而單一個案服務的效益，對於推動組織要進行募款的效益也不大。但是，如果推動共生社區照顧模式的組織，能夠運用社會影響力評估的工具，計算衡量出組織推動該行動的社會價值，而這樣的影響力評估報告，不僅能夠展現推動組織的行動價值外，也能夠充分成為組織募款的重要報告，展現組織投入創新行動的價值。

　　因此，對於投入社會創新服務的組織來說，就像投入建構更生社區照顧模式的組織一樣，很多的行動或服務都是因應在地的需求與問題而出現，且許多的行動與服務並非都是依靠花費金錢購買建置。許多行動或服務都是運用在地資源的連結，建立起在地的服務資源網絡，也因為有推動組織積極的經營資源網絡，所以讓參與網絡的利害關係人，能夠願意投入參與提供服務，這樣的行動所創造的社會價值則是遠大於經濟上的成本效益。為了展現共生社區照顧模式的社會價值，推動組織必須要擺脫過往以經濟思維的成本效益評估方法，而是進一步運用能夠展現組織社會價值的影響力評估工具，來充分展現組織投入解決社會問題的行動價值。

第十章

高齡社會照顧的新可能

　　前面的章節中，筆者跟大家介紹了建構共生社區照顧模式的八大策略，分別有：建立推動的「中介組織」、以「使用者角度」的需求調查、融入「公民參與」的操作方法、「社會創新」的服務設計原則、「社會經濟」的運作模式、「網絡治理」的組織連結互動策略、「適用性科技」的數位導入、「社會影響力」的評估方式等八大策略，每一種策略都是建構共生社區照顧模式不可或缺的策略，有意要推動共生社區照顧模式的組織，如果能夠將前述的八大策略實踐加以運用，將能夠建構出一個富有在地特色的照顧模式。

　　正如筆者於第一章中為大家說明的，雖然我們進入高齡社會的人口結構狀態，但並非每一位進入65歲的長輩，在65歲生日那一天馬上就變成失能、失智的狀態，馬上就需要長照服務的相關照顧。因此，從相關的統計數據中，可以看到我國高齡人口中，健康、亞健康的長輩是所有高齡者中的87.3%，只有12.7%的長輩是失能、失智需要被照顧的群體。因此，假如有大比例的長輩是健康、亞健康的狀態，那這一群長輩的老後生活會期待是什麼樣的生活，若是只有依賴政府的相關資源，是否能夠滿足這些長輩對於老後生活的需求。

　　在前述的背景基礎之下，我們會發現未來高齡社會的主要需求，不僅僅是失能、失智長輩群體的照顧議題外，對於健康、亞健康的長輩群體，如何在社區中建構起能夠滿足這群長輩需求的服務網絡，就成為高齡社會下能否有一個良好的在地安老環境的重要關鍵課題。

　　為了照顧這群高比例於社區內安老的長輩，我們看到許多關注這群長輩照顧議題的組織，透過自身的力量，連結在地的資源，發展在地的服務，形成特殊的在地化照顧資源網絡，來協助滿足這群長輩的生活照顧需求，而這樣的模式高度仰賴推動組織本身的社區工作能力、資源網絡連結能力，以及如何與夥伴組織建立好的信任關係，維持利害關係人共同參與服務提供的關係。

　　從國內外的推動經驗中，也會發現如果在地有一個好的中介組織，願意投入在建構共生社區照顧模式的行動中，將會為在地的高齡生活創造出不同的風貌，像是日本的「辛夷園」照顧中心、東近江寺的永源寺小隊、東崎玉的幸手市，以及佛子園於日本各地所創造的照顧模式，都可以看到這些模式中，存在著一個重要的推動組織，不斷地發覺在地長輩的需求，

連結正式與非正式的資源，形成資源網絡來提供服務，而這些服務的網絡鏈結，就構成了每一個地區獨特的「共生社區照顧模式」。

共生社區照顧模式中，主要關注的是推動組織能夠回歸到高齡者的生活需求上，讓這群使用者共同參與在服務設計的討論中。透過這樣的操作方法，不僅能夠看到許多過去從專業出發所看不見的需求，也能夠讓高齡者於參與的過程中，發現到自己能夠投入於在地，共同參與服務提供的可能性，而這樣的過程對於戰後嬰兒潮世代的高齡者來說，是一個充分活躍老化的操作方法。透過公民參與的操作模式，讓高齡者不僅是服務組織的諮詢者角色，也能夠讓高齡者成為服務的創始者角色，與服務組織共同討論發展出適合這群高齡者需求的服務內涵。同時，筆者也要提醒大家，在高齡者參與服務設計的過程，目的是要讓服務更貼近高齡者的需求，所以對於服務的開發與設計來說，推動組織要盡可能的運用「社會創新」的三原則，來檢視每一項服務或商品的開發，藉以理解這些服務或商品，是否能夠在高齡社會中被接受而永續的使用下去。

對於共生社區的運作模式來說，我們不能夠用傳統市場經濟的角度來思考，畢竟這樣的照顧模式本身就不是從賺錢的角度出發，這樣的照顧模式關注的是如何連結資源解決在地的需求，社會性目的的滿足，才是這類照顧模式所在意的重點。所以推動組織在建構共生社區的過程，必須要有社會經濟的核心價值，帶著以解決社會問題為出發的價值，來與合作夥伴共同建立網絡，建構起照顧服務模式。透過這樣的價值建立，社區內的每一位高齡者，不會因為過度市場經濟化後，讓每位高齡者變成新臺幣的概念，這樣將會扭曲了原本推動共生社區照顧模式的原始初衷。

也因為共生社區照顧模式中，結合了許多在地組織共同提供資源建立服務，所以每一個共生社區都有其獨特的網絡運作模式，而這個網絡的運作高度仰賴推動組織於網絡中建立好的合作關係，也就是透過社會資本的累積，來維繫共生社區資源網絡的運作，如此方能夠讓推動組織與網絡中的利害關係人，維持良好的合作互動關係。

面對高齡社會的議題，過去幾年看到許多科技公司，運用先進的技術開發出看似很酷炫的照顧科技商品，但能夠在高齡者身上運用的科技商品似乎不多，這其中的關鍵就在於許多科技團隊，其所研發的科技產品或服務，都是從團隊本身所擁有的技術出發，而非於使用者的角度來思考，

深入洞察使用者真正所需要解決的問題是什麼，這也正是社會創新三準則要告訴大家的，問題與專業技術的對接很容易，但是兩者對接後能夠發展出永續發展的服務或商品，那才是數位科技運用於解決問題的重要關鍵所在。筆者彙整許多共生社區的推動經驗，發現尖端的高科技並不適合共生社區照顧模式，而是要能夠從推動共生社區照顧模式的過程中，洞察到真正的需求與問題，再媒合適當的數位科技來解決需求與問題，這樣的數位科技運用，才是真正能夠解決在地問題的數位科技運用模式。

最後，我們會發現共生社區照顧模式的建構歷程，並非如以往我們在市場經濟模式中，所熟悉的服務提供模式。這正是因為共生社區照顧模式是以解決社會問題與需求為出發，模式的建構重於社會目的的達成，多過於經濟模式的運作，縱使共生社區照顧模式有經濟工具的運作，但運作的目的也是為了獲取財源來滿足社會目的，而非以追求經濟效益為主要目標。因此，面對這樣的照顧價值與概念，我們也不適合用績效管理的市場角度來做照顧成效的評估，而是需要進一步的思考照顧模式所能夠創造的影響力，能夠幫忙社區解決多少的問題，這才是建立共生社區照顧模式的主要目的。

如果我們能夠在前述的八大策略指引下，建構出屬於在地特色的共生社區照顧模式後，將會發現這樣的照顧模式與過往傳統的照顧模式不太一樣，不再只有相關照顧專業的投入，而是把所有的在地組織都變成這個照顧模式的局內人，共同參與在高齡社會的議題中，而這樣的推動過程，我們也會看到許多在地組織，因為能夠有更多高齡社會的意識，所以更能夠關注到高齡者在社區內生活的各種需求，進而連結自己的專業服務，發展出過往組織所沒有提供過的服務或商品。

而這樣的過程也讓我們看到，高齡社會不僅是照顧的議題而已，如果能夠讓更多的組織關注到高齡者的各個面向需求，將會發現這些從需求出發的服務，能夠導出更多的組織共同參與在服務的提供中，進而發展出更多創新服務與商品的可能性。因此，建構共生社區照顧模式，不僅能夠回到高齡者的需求來提供服務，同時也能夠協助更多不同類型的產業組織，從高齡者的需求洞察過程，開發出更多創新的產業服務與商品，這是從不同角度思考高齡社會議題後，所能夠帶來的效益，也是我們為什麼需要從不同角度來思考高齡社會的關鍵，正因為有這樣的角度翻轉，才能夠為未來的高齡社會創造出更多無限的創新可能。

參考文獻

英文部分

Marthe Nyssens, Sophie Adam, Toby Johnson (2006). *Social Enterprise: At the Crossroads of Market, Public Policy and Civil Society*. London and New York: Routledge.

Adamson, Dave and Bromiley, Richard (2013). "Community empowerment: Learning from practice in community regeneration." *International Journal of Public Sector Management*, *26*(3), 190-202.

Amin, Ash & Cameron, Angus & Hudson, Ray (2002). *Placing the Social Economy*. London: Routeledge.

Amin, Ash (2009). *The Social Economy: International Perspectives on Economic Solidarity*. London: Zed Press.

Anderson, D. J. (1995). "Consciousness raising in participatory research: Method and methodology for emancipatory nursing inquiry." *Advances in Nursing Science*, *17*(3), 58-69.

Bronstein R. L. and Abramson J. S. (2003). "Understanding Socialization of Teachers and Social Workers: Groundwork for Collaboration in the School." *Families in Society*, *84*(3), 323-330.

Cameron, Jenny and Gibson, Katherine (2005). "Alternative Pathways to Community and Economic Development: The Latrobe Valley Community Partnering Project." *Geographical Research*, *43*(3), 274-285.

Coleman, J. (1990). *Foundations of Social Theory*. Cambridge, MA: Harvard University Press.

Collins, D. E., Weinbaum, A. T., Ramón G. and Vaughan D. (2009). "Laying the Groundwork: The Constant Gardening of Community-University-School Partnerships for Postsecondary Access and Success." *Journal of Hispanic Higher Education*, *8*(4), 394-417.

Connelly, S., Bryant, M. and Sharp, L. (2020). "Creating Legitimacy for Citizen Initiatives: Representation, Identity and Strategic Networking." *Planning Theory & Practice, 21*(3), 392-409.

Cornwall, A. (2004). "Introduction: New Democratic Spaces? The Politics and Dynamics of Institutionalised Participation." *Institute of Development Studies Bulletin, 35*(2), 1-10.

Crosby, B. C. and Bryson, J. M. (2010). Integrative leadership and the creation and maintenance of cross-sector collaborations. *The Leadership Quarterly, 21*(2), 211-230.

Defourny, Jacques (2001). "Introduction: From Third Sector to Social Enteprise," in Borzaga, C., and Defourny, J. (eds.). The Emergence of Social Enterprise (pp.1-28). London and New York: Routledge.

Dung-Shen Chen, Lu-Lin Cheng, Caroline Hummels and Ilpo Koskinen. (2015). "Social design: An introduction." *International Journal of Design, 10*(1), 1-5.

DV Community (2013). "Demonstrating Value." Demonstrating Value (https://www.demonstratingvalue.org/snapshots).

Erakovich R. and Anderson T. (2013). Cross-sector collaboration: Management decision and change model. *International Journal of Public Sector, 26*(2), 163-173.

Frank Moulaer & Oana Ailenei (2005). "Social Economy, Third Sector and Solidarity Relations: A Conceptual Synthesis from History to Present." *Urban Studies*, Vol. 42, No. 11, 2037-2053.

Fukuyama, F. (1995). *Trust: The Social Virtues and the Creation of Prosperity.* New York: The Free Press.

Gerometta, Julia and Haussermann, Hartmut and Longo, Giulia (2005). "Social Innovation and Civil Society in Urban Governance: Strategies for an Inclusive City." *Urban Studies, 42*(11), 2007-2021.

Hall, B. L. (1992). "From margins to center? The development and purpose of participatory research." *The American Sociologist, 23*(4), 15-28.

Haugh, Helen and Kitson, Michael (2007). "The Third Way and the third sector: New Labour's economic policy and the social economy." *Journal of Economics*, *31*(6), pp. 973-994.

Higgins, L. (2007). "Growth, pathways and groundwork: Community music in the United Kingdom." *International Journal of Community Music*, *1*(1), 23-37.

Hudson, M. and Donkin, Hazel (2019). "TESTT Space: Groundwork and experiment in a complex arts organization." *Arts and the Market*, *9*(2), 188-201.

Hudson, Ray (2009). "Life on the edge: Navigating the competitive tensions between the 'social' and the 'economic' in the social economy and in its relations to the mainstream." *Journal of economic geography*, *9*(4), pp. 493-510.

Islam, M. Rezaul and William J. Morgan (2011). "Non-governmental organizations in Bangladesh: Their contribution to social capital development and community empowerment." *Community Development Journal*, *47*(3), 369-385.

Janette, H. (2012). "Laying the Groundwork for Participatory Budgeting-Developing a Deliberative Community and Collaborative Governance: Greater Geraldton, Western Australia." *Journal of Public Deliberation*, *8*(2), 1-18.

Johns, P. (1998). "The Groundwork Network." *Geography*, *83*(2), 189-193.

Kang, L. (2016). "Social Design as a Creative Device in Developing Countries: The Case of a Handcraft Pottery Community in Cambodia." *International Journal of Design*, *10*(3), 65-74.

Kay, A. (2006). Social capital, the social economy and community development. *Community Development Journal*, *41*(2), 160-173.

Koskinen, I. and Hush, G. (2016). "Utopian, molecular and sociological social design." *International Journal of Design*, *10*(1), 65-71.

Kuittinen, H., Kyläheiko, K., Sandström, J. and Jantunen, A. (2008). Cooperation governance mode: An extended transaction cost approach. *Journal of Management and Governance*, *13*(4), 303-323.

Lukkarinen, Margita (2005). "Community development, local economic development and the social economy." *Community Development Journal*, Vol: 40, No 4, pp. 419-424.

Margolin, V. and Margolin, S. (2002). A "Social Model" of Design: Issue of Practice and Research. *Massachusetts Institute of Technology Design Issues*, *18*(4), 24-30.

Marie J. B., Cyrille F. & Valérie M. (2006). "Database on social economy organizations: The qualification criteria." *Working Papers of the Canada Research Chair on the Social Economy*, no R-2006-03.

May, Kathleen M., Mendelson, Cindy and Ferketich, Sandra (1995). Community Empowerment in Rural Health Care. *Public Health Nursing*, *12*(1), 25-30.

McWilliam, C. L., Kothari, A., Ward-Griffin, C., Forbes, D., and Leipert B. (2009). Evolving the theory and praxis of knowledge translation through social interaction: A social phenomenological study. *Implement Science*, *4*(26), 1-16.

Monzon, J. L. & Chaves-Avila R. (2008). "The European Social Economy: Concept and Dimensions of the Third Sector." *Annals of Public and Cooperative Economics*, *79*(3-4), 549-577.

Müller, Maja and Pihl-Thingvad, Signe (2020). "User Involvement in Social Work Innovation: A Systematic and Narrative Review." *Journal of Social Work*, *20*(6), 730-750.

Ostrom, E. (1990). *Governing the Commons: The Evolution of Institutions for Collective Action*. Cambridge: Cambridge University Press.

Park, P. (1992). "The discovery of participatory research as a new scientific paradigm: Personal and intellectual accounts." *American Sociologist*, *23*(4), 29-42.

Park, P., Brydon-Miller, M., Hall B., and Jackson, T. (1993). *Voices of Change: Participatory Research in the United States and Canada*. Westport, CT: Bergen and Garvey.

Parker, G. and Murayama, M. (2005). "Doing the groundwork? transferring a

UK environmental planning approach to Japan." *International Planning Studies*, *10*(2), 105-127.

Pawar, A. and Redström, J. (2015). "Publics, participation and the making of the Umeå Pantry." *International Journal of Design*, *10*(1), 73-84.

Pearce, J. (2009). Social economy: Engaging as a third system? in A. Amin (Eds), *The Social Economy: International Perspectives on Economic Solidarity*. London: Zed Press.

Pekkanen, R. (2000). "Japan's New Politics: The Case of the NPO Law." *The Society for Japanese Studies*, *26*(1), 111-148.

Peter, Dreier (1996). "Community Empowerment Strategies: The Limits and Potential of Community Organizing in Urban Neighborhoods." *Cityscape*, *2*(2), 121-159.

Pinto, R. M., Schmidt, C. N. T., Rodriguez, P. S. O. and Solano, R. (2007). "Using principles of community participatory research Groundwork for a collaboration in Brazil." *International Social Work*, *50*(1), 53-65.

Putnam, D. R. (1995). Turning In, Tuning Out: The Strange Disappearance of Social Capital in America. *Political Science and Politics*, *28*(4), 664-683.

Rhodes, R. A. W. (1997). *Understanding Governance: Policy Networks, Governance, Reflexivity and Accountability*. Buckingham: Open University Press.

Ristock, J. L. and Pennell J. (1996). *Community Research as Empowerment: Feminist Links, Postmodern Interruptions*. Toronto: Oxford University Press.

Schensul, J. J. (2009). "Community, culture and sustainability in multilevel dynamic systems intervention science." *American Journal Community Psychology*, *43*, 241-256.

Selsky J. W. and Parker, B. (2005). Cross-Sector Partnerships to Address Social Issues: Challenges to Theory and Practice. *Journal of Management*, *31*(6), 849-873.

Social Economy Europe (2013). *Answer to the European Commission's Public Consultation with a View to the European Accessibility Act*. 網址：http://

www.socialeconomy.eu.org/spip.php?article1711.（2019/03/06 檢索）.

Taylor, Marilyn (2003). *Public Policy in the Community*. New York: Palgrave Macmillan.

Wallerstein, Nina and Bernstein, Edward (1994). "Introduction to Community Empowerment, Participatory Education, and Health." *Health Education Quarterly*, *21*(2), 141-148.

White, S. (2005). Cooperation Costs, Governance Choice and Alliance Evolution. *Journal of Management Studies*, *42*(7), 1383-1412.

Wiggins, Noelle (2011). "Popular education for health promotion and community empowerment: A review of the literature." *Health Promotion International*, *27*(3), 356-371.

Wright, E. O. (2010). Envisioning Real Utopia. Verso: London.

Yang, Chen-Fu and Sung, Tung-Jung (2016). "Service design for social innovation through participatory action research." *International Journal of Design*, *10*(1), 21-36.

Corinthias Pamatang Morgana Sianipar, Gatot Yudoko, Akbar Adhiutama and Kiyoshi Dowaki. "Community empowerment through appropriate technology: Sustaining the sustainable development." *Procedia Environmental Sciences*, *17*(2013), 1007-1016.

中文部分

山崎亮（2019）。《打造所有人的理想歸宿：在地整體照顧的社區設計》。臺北市：行人文化實驗室。

王光旭、陳敦源（2014）。〈跨域治理下的政策執行：對政策網絡與理性選擇比較與整合的方法論評估〉，《民主與治理》，**1**(2)，1-34。

朱麗蓉、游如玉（2017）。〈預防及延緩失能服務於社區推動之實務與課題——以臺南 YMCA 為例〉，《長期照護雜誌》，**21**(3)，225-231。

江大樹（2006）。〈建構地方文官培訓藍海策略網絡治理觀點〉。《研習論壇月刊》，**72**，1-21。

江大樹、張力亞、梁鎧麟（2014）。〈深耕地方災害防救網絡治理能力：協

力與培力策略分析〉，《民主與治理》，**1**(1)，1-31。

江大樹、張力亞、詹弘廷、梁鎧麟（2021）。〈大學社會創新方案中在地社
　　群的培力與治理策略〉。《新實踐》電子集刊。

吳明儒、林欣蓓（2011）。〈社區結盟、社區培力與社區行動之個案研究——
　　以臺南市北區社區旗艦計畫團隊為例〉，《臺灣社區工作與社區研究學
　　刊》，**1**(1)，45-89。

吳莉君譯，T. Brown 原著（2010）。《設計思考改造世界》。臺北：聯經。

宋世祥（2020）。《厚數據的創新課：5 大洞察新法 ×6 種視覺化工具》。臺
　　北市：果力文化。

李佩芳、鄭清霞（2019）。〈臺灣社區整合照顧的經驗與挑戰：以健康照護
　　專業服務為例〉，《社會政策與社會工作學刊》，**23**(2)，179-223。

李宗勳（2018）。〈大量傷患事件的協力決策治理與系統韌性之比較研究〉，
　　《警察行政管理學報》，**14**，113-137。

李宜欣、翁群儀、涂翠花、陳玉蒼、陳香廷、陳譽云、張英裕、黃世輝、馮天
　　蔚、羅彩雲譯，渡邊豐博原著（2018）。《地方創生的挑戰：日本 NPO
　　的在地創業》。臺北：開學文化。

李易駿（2016）。〈轉變中的社區發展：臺灣社區發展政策之歷史制度論分
　　析〉，《社會政策與社會工作學刊》，**20**(2)，175-226。

李易駿（2017）。〈小型長照服務單元的利基與挑戰：「巷弄長照站」的專
　　業服務與籌辦想像〉，《臺灣社區工作與社區研究學刊》，**7**(2)，183-
　　198。

李易駿、劉承憲（2013）。〈透過社區方案進行社區培力的行動研究〉，《臺
　　灣社區工作與社區研究學刊》，**3**(3)，59-98。

杜文苓（2007）。〈審議民主與社會運動：民間團體籌辦新竹科學園區宜蘭
　　基地公民會議的啟發〉，《公共行政學報》，**23**，67-93。

沈建文（2017）。〈「社會價值創造」導向之公共服務新趨勢——以英國為
　　例〉，《國土及公共治理季刊》，**1**，19-29。

周宜芳譯，Larry Leifer, Michael Lewrick and Patrick Link 原著（2019）。
　　《設計思考全攻略》。臺北市：天下文化。

周睦怡譯，Gibson-Graham, J. K., Cameron, Jenny and Healy, Stephen 原著
　　（2021）。《經濟，不是市場說了算：邁向幸福經濟共同體的倫理行動

指南》。臺北市：游擊文化。

林祐翠（2019）。〈社會影響力債券的金融創新、社會投資報酬率與永續發
　展目標——以新加坡女性生計債券為例〉，《華人前瞻研究》，**15**(2)，
　34-54。

林詠心譯，Dion Cyril 原著（2017）。《找尋明天的答案》。臺北市：臉譜文
　化。

孫本初、李明寰（2004）。〈網絡治理與政策民治主化〉。《人事月刊》，
　38(1)，6-12。

孫智辰（2017）。〈社區照顧關懷據點轉型設置巷弄長照站的可能與限制——
　以臺南市資源不足區為例〉，《臺灣社區工作與社區研究學刊》，**7**(2)，
　97-148。

高宜涔（2018）。〈宜蘭縣深溝村半農半 X 發展之社會設計〉，《休閒研
　究》，**7**(2)，1-18。

張力亞（2006）。〈社區營造網絡治理中信任機制建構之研究——以桃米生
　態村為例〉。南投：國立暨南國際大學公共行政與政策學系碩士論文。

張力亞（2013）。〈地方型社會企業運作策略與實踐效益分析：以新故鄉文
　教基金會為例〉，《公共事務評論》，**14**(1)，6-85。

張世雄（2007）。〈社區變遷與社區充權的路徑〉，《臺灣社會福利學刊》，
　5(2)，183-189。

張世維（2018）。〈高齡社會中的社區照顧與社區政策：社區要怎樣照
　顧？〉，《臺灣社區工作與社區研究學刊》，**8**(3)，1-34。

張其祿、黃榮護（2002）。〈全球化下的地方政府治理：理論挑戰與策略展
　望〉。《空大行政學報》，**12**，147-168。

張英陣、鄭怡世（2012）。〈再探 Jane Addams 的社區工作理念〉，《社會
　政策與社會工作學刊》，**16**(1)，87-132。

梁鎧麟（2016）。《烏托邦老人安養模式之建構：「菩提長青村」社會經濟
　創新治理個案研究》。國立暨南國際大學公共行政與政策學系博士論文。

梁鎧麟（2021）。《圖解長期照顧》。臺北市：五南圖書。

梁鎧麟、詹弘廷、李希昌（2021）。〈社區中介組織的網絡治理策略分析：
　以埔里鎮厚熊咖啡館為例〉。載於江大樹、張力亞主編，《建構水沙連
　學：暨大人文創新與社會實踐的行動研究》第四章。南投縣：國立暨南國

際大學。

莊俐昕（2019）。〈原鄉地區社會服務組織資源網絡運作之研究——以暨南大學合作經驗為例〉，《臺灣原住民族研究學報》，**9**(1)，77-104。

郭俊欽、莊翰華、康良宇（2011）。〈社區防災學習影響因素之研究〉，《臺中教育大學學報：人文藝術類》，**25**(1)，99-123。

陳一夫、林建元、鄭安廷（2015）。〈跨域治理模式的建構與評估〉，《都市與計畫》，**42**(2)，153-170。

陳方隅（2012）。《「社會經濟」的在地實踐：論合作經濟與花蓮案例可行性》。臺北：國立臺灣大學政治學碩士論文。

陳正益（2019）。〈社區整體照顧服務體系之運作與展望：以南投縣為例〉，《社會政策與社會工作學刊》，**23**(2)，137-177。

陳東升（2012）。〈社群治理與社會創新〉，《臺灣社會學刊》，**49**，1-40。

陳恆鈞（2002）。《治理互賴與政策執行》。臺北：商鼎文化。

陳柏琪、許聖民、林幸君、陳肇男、張靜貞（2020）。〈臺灣縣市別長照需求之中長期推計及趨勢分析〉。《人文及社會科學集刊》，**32**(4)，523-558。

陳美燕、楊瑞珍、劉影梅、廖照慧、黃璉華（2001）。〈社區健康營造的理論與社區護理實務的結合〉，《醫護科技學刊》，**3**(4)，358-364。

陳琬惠（2018）。《社會影響力評估》。法鼓文理學院「2018人文關懷與社會實踐暨世界工藝學論壇」（https://se.dila.edu.tw/wp-content/uploads/2018/01/%E9%99%B3%E7%90%AC%E6%83%A0-%E7%A4%BE%E6%9C%83%E5%BD%B1%E9%9F%BF%E5%8A%9B%E8%A9%95%E4%BC%B0ppt.pdf）。

曾敏傑（2004）。〈病患權益倡導的參與式行動研究：以罕見疾病基金會為例〉，《東吳社會工作學報》，**11**，139-195。

曾梓峰（2003）。〈社會經濟與第三部門產業化〉，《研考雙月刊》，**27**(6)，31-39。

渡邊豐博（2006）。グラウンドワーク三島の地域再生への取組み。農業土木學會誌，**74**(2)，109-112。

黃文萱（2018）。《社會影響力債券助首爾兒童》。仁人學社網頁（https://education-for-good.com/2018/09/10/%E7%A4%BE%E6%9C%83%E5%B

D%B1%E9%9F%BF%E5%8A%9B%E5%82%B5%E5%88%B8%E5%8A%A9%E9%A6%96%E7%88%BE%E5%85%92%E7%AB%A5/）。

黃源協、莊俐昕（2018）。〈長期照顧夥伴關係的「應然」與「實然」之研究：對長期照顧十年計畫 2.0 的意涵〉，《人文社會科學研究：教育類》，**12**(4)，1-27。

葉欣怡、林祐聖（2017）。〈參與式預算的臺灣實踐經驗：以三峽區的身心障礙者就業促進方案試辦計畫為例〉。《民主與治理》，**4**(1)，69-95。

葉莉莉（2010）。〈參與式行動研究法及其應用〉，《新臺北護理期刊》，**12**(2)，59-68。

熊慧嵐、周睦怡、施聖文、陳東升（2019）。〈大學社會創新組織間的中介溝通與信任建立機制分析〉，《人文及社會科學集刊》，**31**(3)，427-465。

趙慧芬、吳莉君、林潔盈譯，Martin Bella and Hanington Bruce 原著（2012）。《設計的方法》。臺北市：大雁文化。

劉潤葵（2009）。《社會經濟學：國民財富的代價和選擇的研究》。北京：中央編譯出版社。

劉麗娟（2017）。〈偏遠地區老人照顧跨部門治理研究 ── 以臺東縣池上鄉為例〉，《國家與社會》，**19**，161-212。

鄭彥信、孫榮平（2018）。〈以專家參與觀點分析城市合作治理：增進高雄青年就業的案例分析〉，《政策與人力管理》，**9**(2)，1-35。

鄭陸霖（2020）。《尋常的社會設計：一位任性社會學者的選物展》。新北市：雙囍出版。

蕭至邦、廖淑娟（2019）。〈大學社會參與和產學合作 ── 以亞洲大學社區發展育成中心為例〉，《臺灣健康照顧研究學刊》，**20**，72-102。

鍾瑞萱、王宏文、蔡逸敬（2018）。〈臺灣食安管理中的跨域治理：以 2014 年黑心油品事件為例〉，《政治科學論叢》，**76**，103-158。

顏志翔譯，Sabine Wildevuur, Dick v. Dijk, Thomas Hammer-Jakobsen, Mie Bjerre, Anne Äyväri and Jseper Lund 原著（2016）。《創造連結：用設計創造有同理心的社會》。臺北市：遠流出版。

顧瑜君、廖千惠、石佳儀、蘇素珍（2014）。〈真知，才能相助〉，《課程與教學》，**17**(4)，25-48。

國家圖書館出版品預行編目資料

地方創生下的老後生活：共生社區照顧模式的
八大關鍵策略／梁鎧麟,詹弘廷著.--初
版.-- 臺北市：五南圖書出版股份有限公
司,2021.11
　　面；　　公分.

ISBN 978-626-317-324-8（平裝）

1.社區式照護服務 2.老人養護

419.711　　　　　　　　　110017822

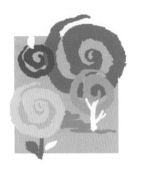

1JOS

地方創生下的老後生活
共生社區照顧模式的八大關鍵策略

作　　者 ― 梁鎧麟(229.8) 詹弘廷

發 行 人 ― 楊榮川

總 經 理 ― 楊士清

總 編 輯 ― 楊秀麗

副總編輯 ― 陳念祖

責任編輯 ― 李敏華

封面設計 ― 王麗娟

出 版 者 ― 五南圖書出版股份有限公司

地　　址：106台北市大安區和平東路二段339號4樓

電　　話：(02)2705-5066　　傳　　真：(02)2706-6100

網　　址：https://www.wunan.com.tw

電子郵件：wunan@wunan.com.tw

劃撥帳號：01068953

戶　　名：五南圖書出版股份有限公司

法律顧問　林勝安律師事務所　林勝安律師

出版日期　2021年11月初版一刷

定　　價　新臺幣300元

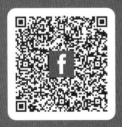

經典永恆・名著常在

五十週年的獻禮——經典名著文庫

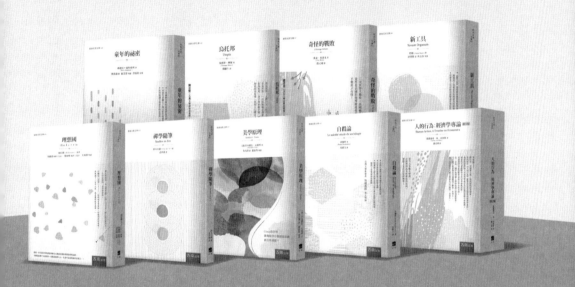

五南，五十年了，半個世紀，人生旅程的一大半，走過來了。

思索著，邁向百年的未來歷程，能為知識界、文化學術界作些什麼？

在速食文化的生態下，有什麼值得讓人雋永品味的？

歷代經典・當今名著，經過時間的洗禮，千錘百鍊，流傳至今，光芒耀人；

不僅使我們能領悟前人的智慧，同時也增深加廣我們思考的深度與視野。

我們決心投入巨資，有計畫的系統梳選，成立「經典名著文庫」，

希望收入古今中外思想性的、充滿睿智與獨見的經典、名著。

這是一項理想性的、永續性的巨大出版工程。

不在意讀者的眾寡，只考慮它的學術價值，力求完整展現先哲思想的軌跡；

為知識界開啟一片智慧之窗，營造一座百花綻放的世界文明公園，

任君遨遊、取菁吸蜜、嘉惠學子！